CONSEILS

ET

MOYENS FACILES

POUR VIVRE LONG-TEMS

DANS UNE PARFAITE SANTÉ,

AVEC

La maniere de corriger un mauvais tempérament; de jouir d'une félicité parfaite, jusquà un âge fort avancé, & de ne mourir que par la consommation de l'humide radical, usé par une extrême vieillesse.

Traduit de l'Italien de LOUIS CORNARO, Noble Vénitien.

Par Monsieur D***

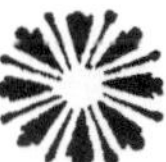

A PARIS,

Chez EDME, Libraire, rue Saint-Jean-de-Beauvais, à côté du Collége de Lizieux.

M. DCC. LXXII.

AVERTISSEMENT.

JE crois faire un préſent utile au Public, en lui donnant quatre Diſcours d'un illuſtre Vieillard, dont la poſtérité tient un rang conſidérable à Veniſe. Cardan, Bacon, & Monſieur de Thou parlent de *Louis Cornaro*, & du régime qui, malgré ſa foible conſtitution, le fit parvenir à une extrême vieilleſſe. Il y a peu de nations en Europe qui n'aient ce petit Livre en leur Langue. Nous en avons un, imprimé à Paris en 1647 : mais outre qu'il n'est pas complet, le style en est si dur, & les exemplaires si rares, qu'on n'a pu refuser une traduction nouvelle au mérite de l'original. Elle doit être bien reçue par tous ceux qui aiment la vie ; & si ses maximes paroissent bizarres à ceux qui n'aiment que le plaisir, la lecture de cet Ouvrage ne laissera pas de les amuser agréablement.

Il eſt à remarquer, comme une choſe digne d'admiration, que ce bon Vieillard écrivit ſon premier Traité à l'âge de quatre-vingt-trois ans, le ſecond à quatre-vingt-ſix, le troiſieme à quatre-vingt-onze, & le quatrieme à quatre-vingt-quinze. On ne trouva pas moins de bon ſens, de force, & de netteté dans le quatrieme que dans le premier de ſes Diſcours. Au reſte, il n'eſt pas ſurprenant, qu'attribuant à la Sobriété un eſprit ſain & un corps ſans infirmité dans une âge où ces avantages ſont rares, & qu'il poſſéda néanmoins juſqu'à l'âge de cent ans, il ait voulu ſe donner pour exemple de l'utilité de la vie réglée.

Toutefois il faut être attentif au conſeil qu'il nous donne de ne pas outrer la diéte, & de régler ſur notre tempérament la quantité & le choix de nos alimens. Dans de certains climats, à certain âge, & dans l'habitude d'un exercice fort actif, on auroit tort de manger auſſi peu que ce frugal Vénitien. Les maladies d'épuiſement ſont plus dangereuſes & plus difficiles à guérir, que celles qui viennent de replétion. Avant que de ſe mettre en régle ſur des maximes ſi auſteres, il faut commencer par ſe bien connoître.

Ainſi les gens de bonne chere ne doivent point être effrayés en ſe repréſentant Cornaro, la balance à la main, peſant tout ce qu'il mangeoit. Comme on peut faire ſon ſalut ſans être Chartreux, on peut auſſi vivre long-tems, & conſerver ſa ſanté, ſans s'aſſujettir à une exactitude qui n'eſt pas abſolument néceſſaire, & dont peu de gens ſont capables.

CONSEILS
POUR
VIVRE LONG-TEMS.

PREMIER DISCOURS.

De la Vie ſobre & réglée.

RIEN n'eſt plus certain, que l'habitude paſſe aiſément en nature, & qu'elle a ſur tous les corps un extrême pouvoir : elle a même ſouvent ſur l'eſprit plus d'autorité que la raiſon. Le plus honnête homme, en fréquentant des libertins, oublie peu-à-peu les maximes de probité qu'il a ſucées avec le lait, & s'abandonne à des vices qu'il voit continuellement pratiquer. Est-il assez heureux pour être séparé de cette mauvaise société, & pour se trouver souvent en meilleure compagnie, la vertu triomphe à son tour; il reprend insensiblement la sagesse qu'il avoit abandonnée. Enfin tous les changemens que nous voyons arriver dans le tempérament, dans la conduite & dans les mœurs de la plûpart des hommes, n'ont presque point d'autres principes que la force de l'habitude.

J'ai remarqué que c'est par elle, que trois maux fort dangereux se sont introduits depuis peu de tems en Italie. Je compte pour le premier l'adulation & les cérémonies. Le second est l'hérésie de Luther, qui commence à faire du progrès. Le troisieme est l'yvrognerie & la gourmandise.

Le premier de ces maux exclut de la vie civile la bonne foi, la franchise, la sincérité. Le second va droit à la destruction de la véritable Religion; & je suis si persuadé que les habiles gens qui attaquent ces monstres les combattront avec succès, que je ne doute point d'en voir l'Italie purgée avant que je meure. Quant au troisieme, qui est si contraire à la santé, qu'on peut l'appeller son plus mortel ennemi, je lui déclare moi-même la guerre. J'entreprends de le décrier dans le monde, & de lui retrancher tout autant de sacrifices & de victimes qu'il me ſera poſſible.

C'eſt un malheur pour les hommes de notre ſiécle, que la profuſion des mets ſoit à la mode, & qu'elle ſe ſoit, pour ainſi dire, ſi fort élevée au-deſſus de la frugalité. L'une cependant eſt fille de la tempérance, & l'autre n'eſt produite que par l'orgueil & par l'appétit déréglé. Nonobſtant la différence de leur origine, la profuſion s'appelle aujourd'hui magnificence, générosité, grandeur. Elle eſt généralement eſtimée dans le monde, & la frugalité paſſe pour avarice & pour baſſeſſe dans l'eſprit de la plûpart des hommes. Voilà une des erreurs que l'habitude & la coutume ont établies.

Cette erreur nous a tellement ſéduits, qu'elle nous fait

renoncer à une vie frugale, enseignée par la nature dès le premier âge du monde, & qui conserveroit nos jours, pour nous jetter dans des excès qui en abregent le nombre. Nous sommes vieux, sans avoir pu goûter le plaisir d'être jeunes ; le tems qui ne devroit être que l'été de la vie, est souvent le commencement de son hiver. On s'apperçoit qu'on n'est plus si robuste, on sent les approches de la caducité, on décline avant que d'être arrivé à sa perfection. Au contraire, la sobriété nous maintient dans l'état naturel où nous devons être : nous sommes jeunes plus long-tems : l'âge viril est accompagné d'une vigueur qui ne commence à diminuer qu'après beaucoup d'années. Il faut le cours d'un siécle pour former des rides & des cheveux blancs. Cela est si vrai que, lorsque la volupté avoit moins d'empire sur les hommes, ils avoient à quatre-vingts ans plus de force & de vivacité qu'ils n'en ont présentement à quarante.

O malheureuse Italie ! ne t'apperçois-tu pas que la gourmandise & la crapule t'enlevent chaque année plus d'habitans, que la peste, la guerre & la famine n'en pourroient détruire ? Tes véritables fléaux sont tes festins fréquens, qui sont si outrés qu'on ne sauroit faire de tables assez grandes pour arranger la quantité de plats dont la prodigalité les couvre ; ensorte qu'on est obligé de servir les viandes &

les fruits par pyramides. Quelle fureur ! Quelle folie ! Mets-y ordre pour l'amour de toi-même, ſi tu ne le fais pour l'amour de Dieu. Je ſuis certain qu'il n'eſt point de péché qui lui déplaiſe davantage, ni de volupté qui te ſoit plus funeſte. Tâche de t'en garantir comme de ces maladies épidémiques dont on ſe préſerve par la bonne nourriture, & par des précautions qui les empêchent d'arriver. Il eſt aiſé d'éviter les maux que nous cauſent les excès de la bouche. Le ſouverain remede contre la réplétion n'eſt pas difficile à trouver ; la nature nous l'enſeigne. Contentons-nous de lui donner ce qu'elle nous demande, & ne la ſurchargeons pas : peu de choſe lui suffit. Les régles de la tempérance tirent leur origine de celles de la raison. Accoutumons-nous à ne manger que pour vivre. Ce qui excede la quantité nécessaire pour nous nourrir, n'est qu'un levain de maladie & de mort ; c'est un plaisir qu'on paye chérement, & qui ne sauroit être innocent ni excusable, dès qu'il peut nous être nuisible.

Combien ai-je vu périr de gens à la fleur de leur âge par la malheureuse habitude de trop manger ! Combien m'a-t-elle enlevé d'amis illustres qui pourroient encore embellir l'Univers, faire honneur à leur patrie, & me donner autant de plaisir à les voir que j'ai eu de douleur à les perdre !

C'eſt pour arrêter cette contagion que j'entreprends de faire connoître dans ce petit ouvrage, que l'abondance & la diverſité des mets eſt un abus pernicieux qu'il faut détruire en vivant ſobrement, comme faiſoient les premiers hommes. Quelques jeunes gens qui méritent mon eſtime par leurs belles qualités, ayant perdu leurs peres plutôt qu'ils ne devoient s'y attendre, m'ont témoigné un extrême deſir de ſavoir de quelle maniere j'ai vécu pour s'y conformer. J'ai trouvé leur curioſité judicieuſe. Rien n'eſt plus raiſonnable que de ſouhaiter une longue vie. Plus nous avançons en âge, plus nous acquérons d'expérience ; & ſi la nature qui ne veut que notre bien nous conſeille de vieillir, & concourt avec nous dans ce deſſein, c'eſt qu'elle connoît que le corps étant affoibli par le tems qui détruit tout, l'eſprit dégagé des embarras de la volupté ſe trouve plus en état de jouir de ſa raiſon, & de goûter les douceurs de la vertu. Ainſi je veux ſatisfaire ces perſonnes, & rendre en même-tems un bon office au public, en déclarant quels ont été les motifs qui m'ont fait renoncer à la débauche pour ſuivre la vie ſobre, en expliquant de qu'elle maniere je l'obſerve, quelle eſt l'utilité que j'en retire ; enfin en faiſant connoître que rien n'eſt plus avantageux à l'homme qu'un bon régime, que la pratique n'en eſt pas impossible, & qu'il est très-nécessaire de l'observer.

Je dis donc que la foiblesse de ma constitution qui s'étoit considérablement augmentée par la maniere dont je vivois, me mit en un si pitoyable état, que je fus obligé de quitter tout-à-fait la bonne chere, pour laquelle j'avois eu toute ma vie beaucoup d'inclination. Je me trouvois si souvent en débauche, que mon tempérament délicat ne put en soutenir les fatigues. Je devins sujet à plusieurs maladies, comme douleurs d'estomac, coliques, gouttes. J'avois presque toujours une fiévre lente, & une altération insupportable. Cet état faisoit désespérer de ma guérison, & véritablement, quoique je ne fusse âgé que de trente-cinq ou quarante-ans, je ne croyois trouver la fin de mes maux que dans celle de ma vie.

Les meilleurs médecins d'Italie épuiserent toute leur science pour me remettre dans mon état naturel, sans en pouvoir venir à bout. Enfin lorsqu'ils en eurent entierement perdu l'espérance, ils me dirent en m'abandonnant qu'ils ne savoient qu'un seul remede qui pût me tirer d'affaire, si j'avois assez de résolution pour l'entreprendre & le continuer. C'étoit la vie sobre & réglée qu'ils m'exhorterent de suivre le reste de mes jours, m'assurant que si les excès m'avoient procuré tant d'infirmités, il n'y avoit que la tempérance qui pût m'en délivrer.

Je goûtai cette proposition: je compris que, malgré le triste état où ces excès m'avoient réduit, je n'étois pas encore si incurable que leur contraire ne pût me rétablir ou du moins me soulager ; & cela avec d'autant plus de raison que je connoissois des gens d'un grand âge & d'une mauvaise complexion qui se conservoient par l'unique secours du régime, comme j'en connoissois qui avoient apporté en naissant un tempérament merveilleux qu'ils avoient fort altéré par la débauche. Il me parut assez naturel qu'une différente maniere de vivre & d'agir produisît differens effets, puisque l'art peut servir à corriger la nature, à la perfectionner, à l'affoiblir, ou à la détruire, selon le bon ou le mauvais usage qu'on en fait.

Les médecins commençant à me trouver docile, ajouterent à ce qu'ils m'avoient dit, qu'il falloit choisir du régime, ou de la mort; que je ne pouvois vivre long-tems si je ne suivois leur conseil, & que si je différois davantage à m'y résoudre, il ne seroit plus tems de commencer. Cela étoit pressant: je ne voulois point si-tôt cesser de vivre, & j'étois las de souffrir; d'ailleurs j'étois convaincu de leur expérience & de leur capacité. Enfin avec une certitude morale que je ne pouvois mieux faire que de les croire, je pris la résolution de pratiquer exactement ce genre de vie, tout auſtere qu'il me paroiſſoit.

Je priai les médecins de m'apprendre préciſément de quelle maniere il falloit me gouverner. Ils me répondirent que je devois me traiter toujours comme un malade ; c'eſt-à-dire, ne prendre que de bonne nourriture & en petite quantité.

Il y avoit long-tems qu'ils m'avoient preſcrit la même choſe ; mais juſqu'alors je m'en étois moqué. Lorſque j'étois dégoûté des viandes qu'ils m'ordonnoient, je mangeois de toutes celles qu'ils m'avoient défendues, & me ſentant échauffé & altéré, je buvois du vin abondamment.

Cependant je ne m'en vantois pas ; j'étois du nombre de ces infirmes imprudens , qui ne pouvant ſe réſoudre à faire tout ce qu'on leur ordonne pour leur ſanté, ne conſiderent pas qu'en trompant leurs médecins , ils ſe trompent beaucoup plus eux-mêmes.

Dès que j'eus pris le parti de croire les miens, & que je me fus mis en tête qu'il eſt honteux de n'avoir pas la force d'être ſage, je m'accoutumai ſi bien à vivre ſobrement que j'en contractai l'habitude ſans peine & ſans violence. Peu de tems après je me ſentis ſoulagé ; &, ce qui paroîtra incroyable , c'eſt qu'au bout de l'année je ne m'apperçus pas ſeulement d'un amendement

dement qui me ſurprit, je fus encore parfaitement guéri de tous mes maux.

Lorſque je me vis rétabli, & que je commençai à goûter les douceurs de cette eſpece de réſurrection, je fis une infinité de réflexions ſur l'utilité du régime; j'en admirai la vertu, & compris que s'il avoit eu aſſez de pouvoir pour me guérir, il en auroit ſuffiſamment pour me préſerver des maladies auxquelles j'avois toujours été ſujet.

L'expérience que je venois de faire ne me permettant plus d'en douter, je commençai à m'appliquer à la connoiſſance des alimens qui m'étoient propres. Je voulus éprouver ſi tout ce que je trouvois à mon goût étoit utile ou nuisible à ma santé, & si le proverbe ne ment point, lorsqu'il dit que tout ce qui est agréable à la bouche est bon au cœur. Je connus que ceux qui le croyent se trompent, & qu'il n'est favorable qu'aux gens sensuels, pour excuser l'imprudente complaisance qu'ils ont pour tout ce qui flatte leur appéti.

Je ne pouvois autrefois me passer de boire à la glace; j'aimois les vins fumeux, les melons, toutes sortes de fruits crus, les salades, les viandes salées, les ragoûts, la pâtisserie, & cependant tout cela m'incommodoit. Ainsi je ne fis plus cas du proverbe; & convaincu de sa fausseté, je choisis les vins & les viandes dont l'usage convenoit à mon tempérament. J'en proportionnois la quantité à la force de mon estomac ; je m'accoutumai à me passer des autres, & me fis une loi de demeurer toujours sur mon appétit, ensorte qu'il m'en restât toujours assez après mes repas, pour manger encore avec plaisir. Enfin je quittai entiérement la débauche, & fis vœu de continuer le reste de ma vie le régime que j'observe. Heureuse résolution dont la persévérance m'a délivré de toutes mes infirmités, qui sans elle étoient incurables! Je n'avois point passé d'année sans tomber au moins une fois dans une grande maladie, cela n'est plus arrivé depuis ce tems-là : au contraire, j'ai toujours été ſain depuis que j'ai été ſobre.

La nourriture que je prends étant d'une qualité & d'une quantité juſtement ſuffiſante pour me nourrir, n'engendre point les mauvaiſes humeurs qui alterent les meilleurs tempéramens. Il eſt vrai qu'outre cette précaution, je n'en ai pas négligé une infinité d'autres. J'ai fait enſorte de me préſerver du grand froid & du grand chaud. Je n'ai point fait d'exercices violens; je me ſuis exempté des veilles, & abſtenu des femmes; je n'ai point habité de lieux où l'on reſpire un mauvais air, & j'ai toujours évité avec un ſoin égal d'être expoſé au grand vent, & à l'exceſſive ardeur du ſoleil.

Tous ces ménagemens paroiſſent moralement impoſſibles aux gens qui n'ont point d'autres guides que leurs paſſions dans le commerce du monde, & cependant ne ſont point difficiles à pratiquer, lorſqu'on eſt aſſez raiſonnable pour préférer la conſervation de ſa ſanté à la volupté des ſens & à la néceſſité des affaires.

Je me ſuis encore fort bien trouvé de ne me point livrer au chagrin, en chaſſant de mon eſprit tout ce qui m'en pouvoit cauſer. J'ai employé toutes les forces de ma raiſon à modérer celles des paſſions dont l'impétuoſité déconcerte ſouvent l'harmonie des corps les mieux compoſés. Il eſt vrai que je n'ai pas toujours été aſſez philoſophe ni aſſez prévoyant pour ne me pas trouver quelquefois dans quelqu'une des ſituations que je voulois éviter ; mais ç'a été rarement, & le régime de la bouche qui eſt le principal qu'on doit obſerver, m'a garanti de toutes les ſuites fâcheuſes qu'auroient pu avoir mes petites irrégularités.

Il eſt certain que les paſſions ont moins d'empire, & cauſent moins de déſordre dans un corps réglé par la diete, que dans un autre qui donne à ſa bouche tout ce qu'elle deſire : Galien l'a dit avant moi. Je ne manquerois pas d'autorité pour ſoutenir cette opinion ; mais je ne veux alléguer que mon expérience. Il m'a été impoſſible de ne pas ſouffrir quelquefois le froid & le chaud, & de réſiſter victorieuſement à tous les ſujets de chagrin qui ont traverſé ma vie ; cependant cela n'a point altéré ma ſanté, & je trouverois beaucoup de témoins, que bien des gens ont ſuccombé à des moindres fatigues du corps, & à de moindres peines d'eſprit.

Nous eûmes dans notre famille un procès de conſéquence contre des particuliers dont le crédit prévalut ſur notre bon droit. Un de mes freres & quelques-uns de mes parens, qui n'étant jamais incommodés des débauches, en faiſoient fréquemment, ne purent réſiſter au chagrin que leur cauſa la perte de ce procès : elle fut ſuivie de celle de leur vie. Je ne fus pas moins ſenſible qu'eux à l'injuſtice qu'on nous rendit, mais je n'en mourus pas, & j'attribue leur perte & mon ſalut à la différente maniere dont nous vivions. Je fus dédommagé de cette diſgrace par la conſolation d'avoir pu m'empêcher d'y ſuccomber, & je ne doutai plus que les paſſions ne fuſſent moins violentes dans un homme ſobre que dans un qui ne l'eſt pas.

Je fis encore à ſoixante-dix ans une autre expérience de l'utilité de mon régime. Une affaire preſſante m'ayant obligé d'aller à la campagne, les chevaux de mon équipage allerent plus vîte que je ne voulois

voulois ; animés par les coups de fouet ils prirent le frein aux dents ; je verſai & fus traîné aſſez loin, avant qu'on les pût arrêter. On me tira de mon caroſſe la tête caſſée, un bras & une jambe démiſe, enfin dans un état pitoyable. Dès qu'on m'eut reconduit chez moi, on envoya chercher les médecins, qui ne crurent pas que je puſſe vivre trois jours ; cependant ils réſolurent de me faire ſaigner, pour prévenir la fiévre qui ſuit ordinairement un accident ſemblable à celui qui m'étoit arrivé. J'étois ſi certain que la vie réglée que je menois depuis long-tems, m'avoit empêché de contracter des humeurs dont je duſſe craindre le mouvement, que je m'oppoſai à leur ordonnance. Je me fis panſer la tête, je me fis remettre le bras & la jambe, je ſouffris qu'on me frotât de quelques huiles ſpécifiques pour les contuſions, & ſans autres remédes, je fus bien tôt guéri, au grand étonnement des médecins & de tous ceux qui me connoiſſoient. J'infere de-là que la vie réglée eſt un excellent préſervatif contre les maux qui arrivent naturellement, & que la débauche produit des effets contraires.

Il y a environ quatre ans que je fus ſollicité puiſſamment à faire une choſe qui penſa me coûter cher. Mes proches que j'aime, & qui ont pour moi une véritable tendreſſe : mes amis pour qui j'ai toujours eu de la complaisance; enfin les médecins qui sont ordinairement les oracles de la santé, se joignirent tous ensemble pour me persuader que je mangeois trop peu, que la nourriture que je prenois n'étoit pas suffisante dans un âge aussi avancé qu'étoit le mien, & que je ne devois pas seulement soutenir ma vie, mais qu'il falloit encore en augmenter la vigueur, en mangeant un peu plus que je ne faisois. J'eus beau leur représenter que la nature se contente de peu, que ce peu m'ayant conservé depuis si long-tems, cette habitude étoit passée chez moi en nature; qu'il étoit plus raisonnable que la chaleur naturelle diminuant à proportion que l'âge augmente, je diminuasse aussi l'emploi que je donnois à mon estomac.

Pour donner plus de force à mon opinion, je leur alléguois le proverbe qui dit : *Qui mange peu, mange beaucoup*, c'est-à-dire, que pour avoir besoin plus long-tems de nourriture, il en faut prendre frugalement. Je leur disois aussi que ce qu'on laisse du repas dont on mangeroit encore, nous fait plus de bien que ce que nous avons déjà mangé. Tout cela ne les persuada pas. Lassé de leur opiniâtreté, je fus obligé de les satisfaire. Ainsi ayant accoutumé de prendre en pain, soupe, jaunes-d'œufs & viandes, la pesanteur de douze onces, j'augmentai ce poids jusqu'à quatorze, & buvant quatorze onces peſant de vin, j'en augmentai la doſe juſqu'au poids de ſeize.

Cette augmentation de nourriture me fut ſi funeſte, que de fort guai que j'étois, je commençai à devenir triſte & de mauvaiſe humeur ; tout me chagrinoit, je me mettois en colere pour le moindre ſujet, & l'on ne pouvoit vivre avec moi. Au bout de douze jours j'eus une furieuſe colique qui me dura vingt-quatre heures, à laquelle ſuccéda une fiévre continue qui me tourmenta trente-cinq jours de ſuite, & qui dans les premiers m'agita ſi cruellement, qu'il me fut impoſſible pendant tout ce tems-là de dormir l'eſpace d'un quart-d'heure.

Il ne faut pas demander si l'on désespéra de ma vie, & si l'on se repentit du conseil qu'on m'avoit donné : on me crut plusieurs fois prêt à rendre l'ame ; cependant je me tirai d'affaire, quoique je fusse âgé de soixante-dix-huit ans, & que nous fussions dans un hiver plus rude qu'il n'a coutume de l'être dans notre climat.

Rien ne me tira de ce péril, que le régime que j'observois depuis long-tems. Il m'avoit empêché de contracter les mauvaises humeurs dont sont accablées dans leur vieillesse, les personnes qui n'ont pas la précaution de se ménager quand ils sont jeunes. Je ne me trouvai point le vieux levain de ces humeurs, &

n'ayant à combattre que les nouvelles engendrées par cette petite augmentation d'alimens, je réſiſtai & ſurmontai mon mal malgré toute ſa violence.

On peut juger par cette maladie & par ma convaleſcence, ce que peuvent ſur nous le régime qui me préſerva de la mort, & la réplétion qui en ſi peu de jours me mit à l'extrémité. Il eſt probable que, l'ordre étant néceſſaire pour la conſervation de l'Univers, & notre vie corporelle n'étant autre choſe qu'une harmonie, & une parfaite intelligence entre les qualités élémentaires dont nous ſommes compoſés, nous ne pouvons long-tems exiſter en menant une vie déréglée, qui ne peut engendrer que de la corruption.

L'ordre est si utile qu'on ne sauroit trop l'observer en toutes choses. C'est par son moyen que nous arrivons à la perfection des arts ; c'est lui qui nous facilite l'acquisition des sciences. Il rend les armées victorieuses, il entretient la police dans les Villes, & la concorde dans les familles, il rend les états florissans, enfin il est le soutien & le conservateur de la vie civile & naturelle, & le meilleur remède qu'on puisse apporter à tous les maux généraux & particuliers.

Quand un médecin désintéressé va voir un malade, qu'il se souvienne de lui recommander la diéte ; qu'il ordonne sur-tout le régime au convalescent. Il est certain que, si tout le monde vivoit réglément & frugalement, il y auroit si peu d'infirmes, qu'on n'auroit presque point besoin de remédes. On seroit soi-même son médecin, & l'on seroit convaincu qu'on n'en peut avoir un meilleur. On a beau étudier le tempérament d'un homme, chacun, s'il veut s'y appliquer, connoîtra toujours mieux le sien que celui d'un autre; chacun fera une infinité d'expériences qu'on ne peut faire pour lui, & jugera mieux que personne de la force de son estomac, & des alimens qui lui conviennent. Car, encore une fois, il est presqu'impossible de bien connoître le tempérament d'autrui, les constitutions des hommes étant aussi différentes que leurs visages.

Qui croiroit que le vin vieux m'est nuisible, & que le nouveau m'est salutaire? Que des choses qu'on croit échauffantes, me rafraîchissent & me fortifient? Quel médecin m'auroit fait remarquer ces effets si peu communs dans la plûpart des corps & si contraires à l'opinion vulgaire, puisque j'ai eu tant de peine à en découvrir les causes après une infinité d'expériences.

L'homme ne pouvant donc avoir de meilleur médecin que soi-même, ni de préservatif plus souverain que le régime, chacun devroit suivre mon exemple, c'est-à-dire, s'appliquer à se connoître, & régler sa vie au niveau de la raison.

Je ne disconviens pas qu'un

médecin ne ſoit quelquefois néceſſaire. Il y a des maux dont la précaution échappe à la prudence humaine. Il arrive des accidens qu'on ne peut éviter, & qui nous accablent de telle maniere, qu'ils ôtent à notre jugement la liberté qu'il faut qu'il ait pour nous ſoulager. Alors c'eſt être fou que de ſe fier entiérement à la nature : il faut lui aider, il faut avoir recours à quelqu'un.

Si la préſence d'un ami qui vient voir un malade pour lui témoigner la part qu'il prend à ſon mal, le conſole & le réjouit autant qu'un homme qui ſouffre en eſt capable, à plus forte raiſon la viſite d'un médecin doit être agréable, étant un ami dont les conſeils & les ſoins nous font eſpérer le prompt retour de notre ſanté. Mais pour entretenir cette ſanté, il ne faut point d'autres ſecours que la vie ſobre & réglée. C'eſt une médecine ſpécifique & naturelle qui conſerve l'homme, quelque délicat qu'il ſoit, & le fait vivre juſqu'à plus de cent ans, lui épargne les douleurs d'une diſſolution forcée, le laiſſe mourir doucement quand l'humide radical eſt conſumé, qui enfin a les propriétés qu'on s'imagine dans l'or potable & dans l'élixir que bien des gens cherchent inutilement.

Mais malheureuſement la plûpart des hommes ſe laiſſent ſéduire par les charmes de la volupté. Ils n'ont pas la force de manquer de complaiſance pour leurs appétits; convaincus par leurs préjugés, qu'ils ne peuvent s'empêcher de les ſatisfaire ſans qu'il en coûte trop à leurs plaiſirs, ils ſe font des ſyſtêmes pour ſe perſuader qu'il vaut mieux vivre dix ans de moins, que de ſe contraindre & ſe priver de tout ce qui s'offre à leur convoitiſe.

Hélas ! ils ne connoiſſent pas le prix de dix années d'une vie ſaine dans un âge où l'homme peut jouir de toute ſa raiſon & profiter de toutes ſes expériences, dans un âge où l'homme peut paroître véritablement homme par ſa ſageſſe & par ſa conduite, enfin dans un tems où il eſt en état de recueillir les fruits de ſes études & de ſes travaux.

Pour ne parler que des

ſciences, il eſt certain que les meilleurs livres que nous avons ont été compoſés dans ces dix dernieres années que les débauchés mépriſent, & que les eſprits ſe perfectionnant à meſure que les corps vieilliſſent, les ſciences & les arts auroient beaucoup perdu, ſi tous les grands-hommes qui en ont fait profeſſion, avoient abrégé leurs jours de dix ans. Pour moi je juge à propos de reculer autant que je pourai le terme fatal du tombeau. Si je n'avois pas été de ce ſentiment, je n'aurois pas achevé pluſieurs ouvrages qui feront plaiſir & ſeront utiles à ma poſtérité.

Les gens ſenſuels diſent encore que la vie réglée eſt impoſſible à pratiquer. Je leur répond à cela que Galien, qui fut un si grand homme, la choisit pour lui-même, & la conseilla comme la meilleure. Platon, Cicéron, Isocrate, & quantité d'hommes illustres des siécles passés, l'embrassérent; & de notre tems le pape Paul Farneze, le cardinal Bembe, & deux de nos Doges, Lando & Donato l'ont pratiquée & sont parvenus à une extrême vieillesse. J'en pourrois citer encore d'autres d'une moindre naissance, que j'ai connus; mais l'ayant moi-même observée, je ne puis, ce me semble, alléguer un exemple plus convainquant, qu'elle n'est pas impraticable, & que la plus grande peine qu'elle fait, est de s'y résoudre & de la commencer.

On m'objectera que Platon, tout sobre qu'il étoit, n'a pas laissé de dire qu'un homme dévoué au gouvernement de sa république, a peine à mener une vie parfaitement réglée, étant souvent obligé, pour le service de l'état, de s'exposer aux rigueurs du tems, aux fatigues des voyages, à manger ce qu'on trouve. Cela est vrai ; mais je soutiens que ce ne sont pas des choses suffisantes pour faire mourir, quand celui qui s'y trouve obligé, a coutume de manger frugalement. Il n'y a point d'homme, en quelque passe qu'il soit, qui ne puisse s'empêcher de trop manger, & qui ne doive

doive se garantir des maux que cause la replétion. Ceux qui sont chargés de la direction des affaires publiques, y sont même plus obligés que les autres. Où il n'y va point de la gloire de leur patrie, il ne leur est pas permis de se sacrifier; ils doivent se conserver pour la servir, & s'ils suivent ma méthode, il est certain qu'ils se garantiroit des maladies que le chaud, le froid, la fatigue leur pourroient causer, ou que s'ils en sont incommodés, ils ne le seront que légérement.

On pourroit m'objecter encore que tel qui se nourrit comme un malade étant sain, doit être embarrassé de sa nourriture, lorsqu'il lui survient quelque maladie. A cela je dirai que la nature qui conſerve tant qu'elle peut tout ce qui a l'être, nous aprend elle-même comment nous devons nous gouverner en ces tems-là. Elle commence par nous ôter tout-à-fait l'appétit, afin que nous mangions très-peu ou point du tout. Que le malade ait été juſqu'alors ſobre ou déréglé, il ne doit uſer que d'alimens propres à l'état où il ſe trouve, comme de bouillons, de gelée, de cordiaux, de tiſanes, &c. Lorſque ſa convaleſcence lui permet une nourriture plus ſolide, il doit en prendre encore moins qu'il n'avoit coutume avant ſa maladie, & malgré ſon appétit, ménager les forces de ſon eſtomac juſqu'à ſa parfaite guériſon. S'il faiſoit autrement, il ſurchargeroit la nature, & retomberoit infailliblement dans le péril d'où il ſort. Mais outre cela je ne crains point de dire, que celui qui obſerve une vie frugale & réglée ne ſauroit être malade, ou ne peut le devenir que fort rarement, & pour peu de tems. Cette conduite nous préſerve des humeurs qui cauſent nos infirmités; elle nous garantit par conſéquent des maux qu'elles engendrent : le défaut de la cauſe empêche phyſiquement la production de l'effet, & l'effet ne peut être dangereux, quand la cauſe eſt foible & légere.

Puiſque la ſobriété ſert de frein aux paſſions, qu'elle conſerve nôtre ſanté, qu'elle eſt auſſi ſainte qu'utile, ne devroit-elle pas être ſuivie & embraſſée par tous les hommes? L'amour propre bien entendu nous la conſeille : elle n'eſt ni impoſſible ni difficile, & la maniere dont je vis n'en doit rebuter perſonne; car je ne prétends pas perſuader que tout le monde ſoit obligé de manger auſſi peu que moi, ou ſe prive de bien des choſes dont je n'uſe point. Je mange très-peu, parce que mon eſtomac eſt délicat, & je m'abſtiens de certains mets, parce qu'ils me ſont contraires. Ceux à qui ils ne nuiſent pas ne ſont point obligés de s'en priver : il leur eſt permis de s'en ſervir, mais ils doivent s'abſtenir de manger trop de ce qui leur eſt bon, parce qu'il leur devient pernicieux, quand l'eſtomac ſurchargé ne peut le digérer facilement. Enfin celui à qui rien ne fait mal, n'a pas beſoin d'examiner la qualité des alimens : il faut ſeulement qu'il s'obſerve ſur la quantité qu'il en prend.

Il eſt inutile qu'on me diſe qu'il ſe trouve des gens qui, ne ſe refuſant rien, vivent cependant ſans infirmités auſſi long-tems que les plus ſobres. Cela eſt rare, incertain, dangereux, & pour ainſi dire miraculeux. Les exemples qu'on en a ne juſtifient point la conduite des perſonnes qui comptent ſur un pareil bonheur, & qui ſont ordinairement les dupes de leur bonne conſtitution. Il eſt plus ſûr qu'un vieillard infirme vive long-tems en obſervant un bon régime, qu'un jeune homme vigoureux & sain qui fait toujours bonne chere.

Cependant il est certain qu'une bonne complexion, entretenue par une vie réglée, menera son homme plus loin qu'une autre moins forte & ménagée avec un soin égal. Dieu & la nature peuvent faire des corps assez robustes, pour être à l'épreuve de tout ce qui nous est contraire, comme j'ai vu à Venise le procurateur *Thomas Contarini*, & à Padoue le chevalier *Antonio Capo-di-Vaca*; mais entre mille, à peine s'en trouve-t'il un comme ceux-là. Tous les autres qui voudront vivre longtems & sainement, mourir sans agonie & par pure dissolution, qui voudront enfin jouir des avantages d'une heureuse vieillesse n'en viendront jamais à bout sans la sobriété.

Elle seule entretient le tempérament sans altération ; elle n'engendre que des humeurs douces & bénignes, qui n'envoyant point de vapeurs au cerveau laissent à l'esprit le parfait usage des organes, & ne l'empêchent point de s'élever de la contemplation des merveilles de l'univers, à la considération de la puissance de son Créateur. L'homme ne peut profiter du plaisir infini de ces belles réflexions, quand sa tête est remplie des vapeurs du vin & des viandes. Sont-elles dissipées ? il comprend aisément, il remarque, il discerne mille choses agréables, qu'il n'auroit jamais ni connues, ni compriſes dans une autre état. Il peut connoître alors la fauſſeté des plaiſirs que la volupté promet, les biens réels dont la vertu nous comble, & le malheur de ceux qu'une fatale illuſion rend idolâtres de leurs paſſions.

Les trois plus dangereuſes ſont le plaiſir du goût, la recherche des honneurs, la poſſeſſion des richeſſes. Ces déſirs s'augmentent avec l'âge dans les vieillards, qui ayant toujours mené une vie déréglée ont laiſſé prendre racine à leurs paſſions dans la jeuneſſe & dans l'âge viril. L'homme ſage n'attend pas ſi tard à ſe corriger : il entreprend de bonne heure une guerre contre ſes paſſions, dont on n'obtient la victoire qu'après plu-ſieurs

ſieurs combats, & la vertu qu'il fait triompher, le couronne lui-même à ſon tour, en lui attirant les faveurs du ciel & l'eſtime de tout le monde.

Se voit-il prêt de payer le tribut qu'il doit à la nature? Plein de reconnoiſſance des graces qu'il a déja reçues de Dieu, il en eſpere encore de ſa miſéricorde : il n'eſt point effrayé des ſupplices éternels que méritent ceux qui par leurs débauches attentent ſur leur propre vie; il meurt ſans regret, parce qu'il ne peut pas toujours vivre; il ſe fait une raiſon qui adoucit l'amertume de cette fâcheuſe néceſſité; enfin il quitte le monde généreuſement, lorſqu'un grand nombre d'heureuſes années l'ont laiſſé jouir aſſez long-tems de ſa vertu & de ſa réputation, & qu'il conſidere que de pluſieurs milliers d'hommes à peine s'en trouve-t-il un ſeul, qui vivant autrement qu'il n'a fait, reſte ſi long-tems ſur la terre.

Il ſe conſole d'autant plus aiſément, que cette ſéparation ſe fait ſans violence, ſans douleur, ſans fiévre ; il finit doucement à meſure que finit l'humide radical ; il s'éteint comme une lampe qui n'a plus d'huile, & ſans délire & ſans convulſions, il paſſe de cette vie périſſable, à celle dont l'éternelle félicité eſt la récompenſe des gens de bien.

O ſainte & heureuſe vie réglée que tu es digne d'eſtime, & que tu mérites d'être préférée à celle qui t'eſt contraire ! Il ne faut que réfléchir aux différens effets de l'une & de l'autre pour connoître quels sont tes avantages, quoiqu'il semble que ton nom seul devroit suffire pour t'attirer la préférence que tu mérites. Les syllabes qui composent *vie réglée*, *sobriété*, n'ont-elles pas une signification & un son plus agréables que *gourmandise* & *crapule*? J'y trouve autant de différence, qu'entre le nom d'*Ange* & celui de *Diable*.

J'ai expliqué les raisons qui me firent quitter la débauche & qui me déterminerent à la sobriété : j'ai dit la maniere dont je la pratique, l'avantage que j'en retire, & l'utilité qu'elle apporte à tous ceux qui en font profession. Je veux parler présentement aux personnes qui s'imaginent qu'il n'est point avantageux de parvenir à la vieillesse, parce qu'elles croyent que passé soixante-dix ans la vie n'est que langueur, infirmité, misere. Je commence par les assurer qu'ils se trompent, & que je trouve l'âge où je suis, quoique bien plus avancé, le plus agréable & le plus beau de ma vie.

Pour savoir si j'ai raison, il faut examiner comment j'emploie le tems, quels sont mes plaisirs & mes occupations ordinaires, & en prendre à témoin tous ceux qui me connoissent. Ils certifieront unanimement que la vie que je mene n'est pas une vie morte ou languissante, mais une vie aussi heureuse qu'on la puisse souhaiter en ce monde.

Ils diront que ma vigueur

est encore assez grande à quatre-vingt-trois ans pour monter seul à cheval sans avantage; que non-seulement je descends hardiment un escalier, mais encore une montagne toute entiere de mon pied; que je suis toujours gai, toujours content, toujours de belle humeur, nourrissant intérieurement une heureuse paix, dont la douceur & la sérénité paroissent en tout tems sur mon visage.

Ils savent outre cela qu'il ne tient qu'à moi de passer fort agréablement le tems, n'ayant rien qui n'empêche de goûter tous les plaisirs d'une honnête société avec plusieurs personnes d'esprit & de mérite. Quand je veux être sans compagnie, je lis de bons livres que je quitte quelquefois pour écrire, cherchant toujours l'occasion d'être utile au public, & de rendre service au particulier autant qu'il m'est possible. Je fais tout cela sans peine, & dans les tems que je destine à ces occupations.

Je loge dans une maison, qui, outre qu'elle est bâtie dans le plus beau quartier de Padoue, peut être considérée comme une des plus commodes de cette ville. Je m'y suis fait des appartemens pour l'Hiver & pour l'Eté : ils me servent d'asyle contre le grand chaud & contre le grand froid. Je me promene dans mes jardins, le long de mes canaux & de mes espaliers, où je trouve toujours quelque petite chose à faire qui m'occupe & me divertit.

Je passe les mois d'Avril, de Mai, de Septembre & d'Octobre à ma maison de Campagne. Elle est dans la plus belle situation qu'on se puisse imaginer; l'air y est bon, les avenues en sont belles, les jardins magnifiques, les eaux claires & abondantes, & cette demeure peut passer pour un séjour charmant. Quand j'y suis, je prends quelquefois le divertissement de la chasse, mais d'une chasse qui convient à mon âge, comme celle du chien couchant & des bassets.

Je vais quelquefois me promener de mon pied à mon village, dont toutes les rues aboutissent à une grande place, au milieu de laquelle est une église assez propre, & assez spacieuse pour l'étendue de la paroisse.

Ce village est traversé d'une petite riviere, & son territoire est embelli de tous côtés, de champs fertiles & très-bien cultivés, y ayant à present un nombre considérable d'habitans. Cela n'étoit pas ainsi autrefois; c'étoit un lieu marécageux, où l'on respiroit un air si mauvais, que ce séjour étoit moins propre aux hommes qu'aux grenouilles & aux crapaux. Je m'avisai d'en saigner le terrein, ensorte qu'étant desséché, & l'air y étant devenu meilleur, il s'y est établi plusieurs familles qui ont fort peuplé ce lieu, où je puis dire que j'ai donné au Seigneur un temple, des autels, & des cœurs pour l'adorer: Réflexion qui me fait un extrême plaisir toutes les fois que j'y pense.

Je vais quelquefois rendre viſite à mes amis dans les villes voiſines : ils me procurent la connoiſſance des habiles gens qui s'y trouvent. Je m'entretiens avec eux d'architecture, de peinture, de ſculpture, de mathématique, d'agriculture. Ce ſont des ſciences pour leſquelles j'ai eu toute ma vie une inclination d'autant plus facile à contenter, qu'elles ſont fort en régne dans mon ſiécle.

Je vois avec curioſité les ouvrages nouveaux ; je me fais un nouveau plaiſir de revoir ceux que j'ai déjà vus, & j'apprends toujours quelque choſe que je ſuis bien aiſe de ſavoir.

Je viſite les édifices publics, les palais les jardins, les antiquités, les places, les églises, les fortifications, n'oubliant aucun endroit où je puisse contenter ma curiosité, ou acquérir quelque nouvelle connoissance.

Ce qui me charme le plus dans mes petits voyages, ce sont les diverses perspectives des lieux par où je passe. Les plaines, les montagnes, les ruisseaux, les châteaux, les villages, sont autant d'objets qui s'offrent agréablement à mes yeux : tous ces différens points de vûe m'enchantent.

Enfin les plaisirs que je prends ne sont point imparfaits par la foiblesse des organes. Je vois & j'entends aussi bien que j'aye jamais fait : tous mes sens sont aussi libres, & aussi complets qu'ils ayent jamais été, particuliérement le goût que j'ai meilleur avec le peu que je mange à préſent, que je ne l'avois lorſque j'étois eſclave des voluptés de la table.

Le changement de lit ne m'empêche point de dormir ; je dors par-tout tranquillement, & ſi je rêve, je ne fais que des ſonges agréables.

Je vois avec une extrême ſatisfaction la fin d'un travail ſi important à cet état, qui a rendu fertiles tant de lieux juſqu'alors incultes & inutiles : choſe que je n'eſpérois point de voir achevée, ſachant combien les Républiques ont de peine à commencer & à continuer des entrepriſes d'une ſi grande dépenſe, & ſi difficiles à exécuter. J'ai été ſur les lieux pendant deux mois avec les commiſſaires qui ont eu l'inspection de ces travaux, & cela pendant les plus grandes chaleurs de l'Eté : cependant, grace au régime, mon unique préservatif, le mauvais air des marais, ni la fatigue ne m'ont point incommodé.

Voilà quelles sont les occupations & les plaisirs de ma vieillesse, qui est, Dieu merci, délivrée des troubles de l'ame, & des infirmités du corps, dont sont accablés tant de pauvres vieillards caterreux & caducs, & tant de jeunes gens qui font pitié.

S'il m'est permis de citer des bagatelles en traitant un sujet comme celui-ci, je dirai qu'à l'âge de quatre-vingt-trois ans, la vie sobre m'a conservé assez de liberté d'esprit, & assez de gaieté, pour composer une piéce de théatre, qui, sans choquer les bonnes mœurs, est fort divertissante. La Comédie est ordinairement un fruit du jeune âge; comme la Tragédie en est un de la vieillesse; celle-ci ayant plus de rapport par son sérieux à l'âge mûr, & l'autre étant par son enjouement plus conforme à l'adolescence. Si l'antiquité a donné tant de louanges, & tant admiré un Poëte Grec, (1) pour avoir à soixante-treize ans composé une Tragédie, qui est un poëme grave & sérieux, suis-je moins digne d'admiration, & doit-on me trouver moins heureux d'avoir composé une Comédie, qui est une piece réjouissante, ayant dix ans plus que n'avoit cet auteur? Je suis certain qu'avec les dix an-

(1) Sophocle.

nées qu'il avoit de moins, il n'étoit ni en meilleure santé, ni de meilleure humeur que moi.

Enfin, pour comble de bonheur, je me vois, pour ainsi dire, immortaliser, & renaître par le grand nombre de mes descendans. Je n'en trouve pas seulement deux ou trois, quand je rentre chez moi; cela va jusqu'à onze petits fils, dont l'aîné est âgé de dix-huit ans, & le plus jeune de deux, tous enfans d'un même pere & d'une même mere, tous sains, tous bien faits & d'une belle espérance. Je m'amuse à badiner avec les cadets, les enfans depuis trois jusqu'à cinq ans étant ordinairement de petits bouffons assez divertissans. Ceux qui sont plus âgés me tiennent meilleure compagnie ; je les fais ſouvent chanter & jouer des inſtrumens ; je me mêle quelquefois dans leurs concerts, & j'oſe dire que je chante, & que je ſoutiens ma voix mieux que je n'ai jamais fait.

Cela s'appelle-t-il une vieilleſſe incommode & caduque, comme diſent ceux qui prétendent qu'on ne vît plus qu'à demi après 70 ans ? Ils me croiront, s'ils veulent, mais en vérité je ne changerois pas d'âge & de vie contre la plus floriſſante jeuneſſe qui ne refuſe rien à ſes ſens, étant ſûr qu'elle eſt ſujette à une infinité de maux qui lui peuvent cauſer la mort.

Je me ſouviens de toutes les folies que je faiſois dans ma jeuneſſe, j'en connois parfaitement le danger & l'imprudence. Je sais avec quelle rapidité les jeunes gens sont entraînés par leurs passions, & combien ils présument de leurs forces. Il semble qu'ils ayent de bons garans de la durée de leur vie : ils s'exposent témérairement à la perdre, comme si elle leur étoit à charge ; ils donnent tête baissée dans tout ce que la concupiscence leur inspire ; il faut qu'ils se contentent, à quelque prix que ce soit, sans s'appercevoir qu'ils grossissent continuellement un levain d'infirmités qui leur doit faire des jours malheureux, & avancer l'heure de leur mort.

De ces deux choses, l'une est cruelle, l'autre est horrible & insupportable à tous les hommes

hommes ſenſuels, particuliérement aux jeunes gens qui penſent avoir plus de droit à la vie que les autres, & aux libertins qui ne ſont point aſſez aveuglés pour ſe flatter que Dieu laiſſera le vice impuni.

Pour moi, grace au ciel, je me trouve exempt des juſtes frayeurs qui doivent les allarmer, lorſqu'ils ſont capables de réflexion. En premier lieu, je ſuis aſſuré que je ne tomberai point malade, parce que j'ai ſoin de prévenir les infirmités par la diéte. Secondement, l'âge qui m'approche de la mort, m'apprend à me réſoudre ſans peine à une choſe inévitable, de laquelle il n'y a jamais eu d'homme qui ait pu ſe garantir. C'eſt une folie de craindre ce qu'on ne peut éviter ; mais j'espere, lorsque j'en serai là, que les mérites de Jesus-Christ ne me seront pas inutiles ; & cependant si je conviens que je dois mourir, je ne laisse pas d'être persuadé que ce ne sera de long-tems, étant certain que cet anéantissement ne sauroit arriver que par la consommation de l'humide radical usé par la vieillesse.

La vie réglée que j'observe ne laisse à la mort que cet unique moyen de me détruire. Les humeurs de mon corps ne peuvent me faire plus de mal que m'en firent les qualités élémentaires qui régnoient dans la nature lors de ma naissance. Je ne suis pas assez stupide pour ne pas comprendre qu'ayant eu un commencement, je dois avoir une fin ; mais puiſqu'il faut mourir, la mort la moins terrible eſt ſans doute celle qui arrive par la diſſolution naturelle des parties qui nous compoſent. La nature ayant elle-même formé les nœuds de notre vie, peut auſſi les délier avec moins de peine, & attendre plus tard à faire cet office, que les maladies qui les rompent avec violence, & qui ne peuvent nous arriver que par des cauſes étrangeres, puiſque rien n'eſt plus contraire à la nature que ce qui contribue à nous détruire.

Lorſqu'on approche de ſa fin, on ſent peu à peu diminuer ſes forces ; les organes & toutes nos facultés s'affoibliſſent. On ne ſauroit plus marcher, on a peine à parler ;

le jugement & la mémoire baissent, on devient aveugle, sourd, voûté, enfin on voit que la machine s'use par-tout. Dieu merci, je ne suis pas encore en cet état : je dois me flater au contraire que mon ame se trouve si bien dans mon corps, où elle ne rencontre que paix, union & concorde (malgré les qualités différentes des humeurs qui nous composent, & les diverses inclinations que produisent les sens), qu'elle ne voudra pas si-tôt s'en séparer, & qu'il sera besoin de beaucoup de tems pour l'y résoudre.

Enfin je suis assuré que j'ai encore plusieurs années à vivre en santé, & que je jouirai long-tems de la douceur d'être au monde, qui certainement eſt bien agréable, lorſqu'on en ſait profiter. J'eſpere d'en trouver encore plus dans l'autre vie, & j'aurai toutes ces obligations aux vertus du régime, à qui je dois la victoire que j'ai remportée ſur mes paſſions. Il n'y a perſonne qui ne puiſſe eſpérer le même bonheur, s'il veut vivre comme j'ai vécu.

La vie ſobre étant donc ſi heureuſe, ſon nom ſi beau, ſa poſſeſſion ſi utile, il ne me reſte plus, après tout ce que j'ai dit, que de conjurer tous les hommes pour l'amour d'eux mêmes de mettre à profit un tréſor de vie, qui étant ici-bas le plus précieux de tous les biens, mérite qu'on le cherche quand on ne l'a pas, & qu'on le conſerve quand on l'a.

C'eſt cette divine ſobriété, toujours agréable à Dieu, toujours amie de la nature. Elle eſt fille de la raiſon, ſœur de toutes les vertus, compagne de la tempérance, toujours gaie, toujours modeſte, toujours ſage & réglée dans ſes opérations. Elle eſt la racine de la vie, de la joie, de la ſanté, de l'induſtrie, & de tout ce qui eſt digne de l'occupation d'un eſprit bien fait. Elle a pour appui les loix naturelles & divines. Lorſqu'elle régne, la réplétion, les déſordres, les mauvaiſes habitudes, les humeurs ſuperflues, les indigeſtions, les fiévres, les douleurs, les appréhenſions de la mort ne mêlent point de dégoût ni d'amertume à nos plaiſirs.

Sa félicité nous invite à l'acquérir, sa beauté nous y doit engager. Elle nous offre la durée de notre être mortel ; elle eſt la fidelle gardienne de la vie de l'homme riche ou pauvre, vieux ou jeune, de quelque ſexe qu'il puiſſe être. Elle apprend au riche à ne point abuſer de ſon opulence, au pauvre à ſouffrir patiemment les incommodités de la pauvreté, à l'homme la ſageſſe, à la femme la chaſteté, aux vieillards le ſecret d'éloigner la mort, aux jeunes gens le moyen de jouir long-tems de la vie. Elle décraſſe la rouille des ſens, rend le corps vigoureux, l'eſprit net, l'ame belle, la mémoire heureuſe, les mouvemens libres, les actions juſtes. C'eſt par elle que l'esprit se dégageant de la matiere jouit d'une plus grande liberté, & que le sang coule doucement dans les veines, sans rencontrer d'obstacle à sa circulation. C'est par elle enfin que toutes les puissances du corps & de l'ame s'entretiennent dans une parfaite union, que rien ne peut déconcerter que son contraire.

O sainte & salutaire sobriété! puissant secours de la nature! nourrice de la vie! véritable médecine du corps & de l'ame! Combien l'homme doit-il te donner de louanges, & sentir de reconnoissance de tes bienfaits, puisque tu lui fournis des moyens de gagner le ciel, & de conserver sur la terre sa vie & sa santé

Mais

Mais n'ayant pas dessein de faire un plus long panégyrique de cette vertu, je finis & veux encore être sobre sur cette matiere, non pas parce que j'en ai assez dit, mais afin d'en dire une autrefois davantage.

II. Discours.

DE LA MANIERE DE corriger un mauvais Tempérament.

PLusieurs personnes dont la foible constitution a besoin d'un grand ménagement, s'étant bien trouvées de ce que j'ai écrit touchant la sobriété : l'expérience qu'elles ont fait de l'utilité de mes conseils, & la reconnoissance qu'elles en ont, m'encouragent à reprendre la plume, pour persuader ceux que les excès n'incommodent point, qu'ils ont tort de se confier en la force de leur tempérament.

Quelque bien composé qu'il soit, il ne tient bon que jusqu'à un certain âge : ces gens-là ordinairement n'ont pas atteint soixante ans, qu'ils tombent tout à coup, & se sentent accablés de diverses maladies. Les uns deviennent goutteux, hydropiques, caterreux : les autres sont sujets aux coliques, à la pierre, aux hémorrhoïdes, enfin à une infinité de maux qui ne leur arriveroient point s'ils avoient eu la précaution de se conserver dans leur jeunesse. S'ils meurent infirmes à quatre-vingt ans ; ils auroient vécu ſains juſqu'à cent, & auroient fourni la carriere que la nature a ouverte à tous les hommes.

Il eſt croyable que cette mere commune ſouhaite que tous ſes enfans vivent du moins un ſiecle entier ; & puiſque pluſieurs d'entr'eux ont été juſques-là, pourquoi les autres ne ſeroient-ils pas en droit d'eſpérer le même avantage ?

Je ne diſconviens pas que nous ne ſoyons ſujets aux influences des aſtres qui préſident à notre naiſſance. Leurs aſpects bons ou mauvais affoibliſſent ou fortifient les reſſorts de notre vie ; mais l'homme étant doué de jugement & de raiſon doit réparer par une ſage conduite, le tort que lui fait son étoile ; il peut prolonger ses jours par le moyen de la sobriété, aussi long-tems que s'il étoit né fort robuste & fort vigoureux. La prudence prévient & corrige la malignité des planettes ; elles nous donnent de certaines inclinations ; elles nous portent à certaines choses, mais elles ne nous y forcent pas ; nous pouvons leur résister, & c'est en ce sens-là que le sage est au-dessus des astres.

Je suis né fort bilieux, & par conséquent fort prompt ; je m'emportois autrefois pour le moindre sujet, je brusquois tout le monde, & j'étois si insupportable, que beaucoup d'honnêtes gens évitoient de me fréquenter. Je m'apperçus du tort que je me faiſois ; je connus que la colere eſt une véritable folie, qu'elle nous trouble le jugement, qu'elle nous emporte hors de nous-même, & que la ſeule différence entre un homme qu'elle poſſede & un fou furieux, eſt que celui-ci a perdu l'eſprit pour toujours, & que l'autre ne le perd que par intervalles. La vie ſobre ma guéri de cette frénéſie ; par ſon ſecours je ſuis devenu ſi modéré & tellement maître de cette paſſion, qu'on ne s'apperçoit plus qu'elle ſoit née avec moi.

On peut de même, avec la raiſon & la vie réglée, corriger un mauvais tempérament, & malgré la délicateſſe de ſa complexion, vivre long-tems en bonne ſanté. Je ne pouvois paſſer quarante ans, ſi j'avois ſuivi toutes mes inclinations; cependant me voici dans ma quatre-vingt-ſixieme année. Si les longues & dangereuſes maladies que j'ai eues dans ma jeuneſſe n'avoient pas conſumé beaucoup de l'humide radical, dont la perte eſt irréparable, je ſerois aſſuré d'achever le ſiécle de ma vie; mais ſi je ne m'en flatte pas tout-à-fait, je trouve que c'eſt toujours beaucoup d'avoir vécu quarante-ſix ans plus que je ne devois eſpérer de vivre, & que dans ma vieilleſſe ma conſtitution ſoit encore ſi parfaite, que non-ſeulement mes dents, ma voix, ma mémoire & mon cœur ſoient à préſent ce qu'ils étoient dans les plus belles années de mon adoleſcence, mais encore que mon jugement n'ait rien perdu de sa netteté ni de sa force.

Je suis persuadé que cela vient de la diminution que je fais des alimens à mesure que je vieillis. L'expérience que les enfans ont plus d'appétit & ressentent plus souvent la faim que les hommes formés, nous doit faire comprendre, que dans un âge avancé nous avons moins besoin de nourriture que dans le commencement de notre vie. Un homme extrêmement vieux ne sauroit quasi plus manger, parce qu'il ne peut guere digérer; peu de nourriture lui suffit, un jaune d'œuf le rassasie; je me réglerai sur cela à la fin de mes jours, espérant par cette conduite de mourir ſans violence ni douleur, & ne doutant point que ceux qui m'imiteront ne finiſſent par une mort auſſi douce, puiſque nous ſommes tous d'une même eſpèce, & compoſés les uns comme les autres.

Rien n'étant donc plus avantageux à l'homme ſur la terre que d'y reſter long-tems, il eſt obligé de conſerver ſa ſanté autant qu'il lui eſt poſſible, & c'eſt ce qu'il ne peut faire que par la ſobriété. Véritablement il y a des gens qui boivent & mangent beaucoup, & qui ne laiſſent pas de vivre un ſiécle : leur exemple fait que d'autres ſe flattent d'aller auſſi loin qu'eux, ſans avoir beſoin de ſe contraindre. Ils ont tort, par deux raiſons. La premiere, c'eſt qu'entre mille à peine s'en trouve-t-il un d'une ſi bonne conſtitution. La ſeconde, c'eſt qu'ordinairement la vie de ces gens-là ſe termine par des maladies qui les font beaucoup ſouffrir en mourant ; ce qui n'arrivera point à ceux qui ſe gouverneront comme je fais. On riſque de ne pas atteindre cinquante ans pour n'oſer entreprende une vie réglée, qui n'eſt point impoſſible, puiſque je la pratique, que bien des gens l'ont obſervée & l'obſervent actuellement, & l'on eſt inſenſiblement homicide de ſoi-même, parce qu'on ne peut ſe mettre dans l'eſprit, que malgré le faux attrait de la volupté, l'homme ſage ne doit point trouver difficile l'exécution de ce que la raiſon lui conſeille.

Elle nous dira, si nous l'écoutons, qu'un bon régime est nécessaire pour vivre longtems, & qu'il consiste en deux choses, la qualité & la quantité. La qualité, à ne point user d'alimens contraires à notre estomac. La quantité, à n'en pas prendre plus qu'il en faut pour une facile digestion.

Notre expérience nous doit régler sur ces deux principes, lorsque nous sommes parvenus à quarante, à cinquante ans, au plus tard à soixante. Celui qui met en pratique la connoissance de ce qui lui est bon, & qui continue une vie frugale, entretient les humeurs dans un parfait tempérament, & leur ôte toute occasion de s'altérer, quoiqu'il souffre le froid & le chaud, qu'il fatigue, qu'il veille, à moins que ce ne soit par excès. Cela étant, n'est-on pas obligé de vivre sobrement ? & ne doit-on pas se délivrer de l'appréhension de succomber à la moindre intempérie de l'air, & à la moindre fatigue, qui nous rendent malades, pour peu qu'il y ait de disposition ?

Il est vrai que les plus sobres peuvent être incommodés quelquefois, lorsqu'ils sont inévitablement obligés de s'écarter de la régle qu'ils ont accoutumé d'observer ; mais enfin ils sont sûrs que leurs maux ne durent tout au plus que deux ou trois jours, encore ne peuvent-ils avoir de fiévre. La lassitude & l'épuisement sont aisément réparés par le repos & par la bonne nourriture ; l'inclémence des astres ne sauroit mettre en mouvement les humeurs malignes de ceux qui n'en ont point. Les maux que produisent les excès de la bouche ont une cause intérieure, & peuvent être dangereux ; mais ceux qui n'ont point d'autre origine que les influences du ciel, n'agissant qu'extérieurement, ne sauroient faire de grands désordres.

Il se trouve des gens de bonne chere qui soutiennent que tout ce qu'ils mangent les incommode si peu, qu'ils ne se sont point encore apperçus en quelle partie de leur corps est leur estomac ; & moi je leur soutiens qu'ils ne parlent pas ſincérement, & que cela n'eſt pas naturel. Il eſt impoſſible que tout ce qui a l'être ſoit d'une compoſition ſi parfaite que le froid, le chaud, le ſec ou l'humide n'y domine, & la diverſité des mets dont ils ſe ſervent, différens en qualités ne peuvent leur être également propres. Ces gens-là ne ſauroient diſconvenir qu'ils ſont quelquefois malades, ſi ce n'eſt par une indigeſtion ſenſible, ce ſont des maux de tête, des inſomnies, des fiévres dont ils ſe guériſſent en faiſant diéte, & en prenant des médecines qui les évacuent; ainſi il eſt certain que leurs maladies ne proviennent que de replétion, ou d'avoir uſé d'alimens contraires à leur eſtomac.

La plûpart des vieilles gens s'excuſent de la multitude & de la durée de leurs repas, en diſant qu'il eſt néceſſaire qu'ils mangent beaucoup pour entretenir leur chaleur naturelle, qui ſe diminue à meſure que leur âge s'augmente, & que pour exciter l'appétit, il faut qu'ils cherchent des ragoûts, & qu'ils mangent tout ce qui leur vient en fantaiſie : que ſans cette complaiſance pour leur bouche, ils mourroient bientôt. Je leur répete encore que la nature, pour conſerver le vieillard, l'a compoſé de maniere qu'il peut vivre avec peu d'alimens ; que ſon eſtomac n'en ſauroit même digérer une grande quantité, & qu'il ne doit point craindre de mourir faute de manger, puiſque, lorſqu'il eſt malade il eſt obligé d'avoir recours à la diéte, que les médecins lui ordonnent ſur toutes choſes : qu'enfin ſi ce reméde a la vertu de nous retirer quelquefois des bras de la mort, on a tort de ne pas croire qu'en mangeant un peu plus qu'on ne fait quand on eſt malade, on ne puiſſe vivre long-tems ſans le devenir.

D'autres aiment mieux être incommodés deux ou trois fois l'année de leur goutte, de leur ſciatique, & de leurs infirmités ordinaires, que de ſouffrir toujours la gêne & la mortification de ne pouvoir contenter leurs appétits, étant aſſurés que s'ils tombent malades, la diéte ſera pour eux une reſſource infaillible qui les guérira. Qu'ils apprennent de moi, qu'à mesure que l'âge avance, la chaleur naturelle diminue; que la diéte, méprisée comme précaution, & considérée comme médecine, ne sauroit avoir toujours la même vertu, ni la même force pour cuire les crudités & réparer les désordres que cause la replétion; qu'enfin ils courent risque d'être les dupes de leur espérance, & de leur gourmandise.

D'autres disent qu'il vaut mieux, en faisant bonne chere, se donner ce qu'ils appellent du bon tems, & vivre quelques années de moins. Il n'est pas surprenant que les fous méprisent la vie : le monde ne fait pas une grande perte quand ils en sortent, mais c'en est

eſt une conſidérable, lorſque les gens ſages, vertueux & ſpirtuels entrent dans le tombeau. Si l'un d'entr'eux eſt cardinal, il peut devenir pape en vieilliſſant : s'il eſt conſidérable dans ſa république, il en peut devenir le chef : s'il eſt ſavant, s'il excelle en quelque art, il excellera encore d'avantage ; il ſera honneur à ſa patrie, & ſera regardé avec admiration.

Il y en a d'autres qui ſe ſentant vieillir, quoique leur eſtomac devienne de jour en jour moins capable d'une bonne digeſtion, ne veulent pas pour cela diminuer leur nourriture. Ils diminuent ſeulement le nombre des ſéances qu'ils avoient accoutumé de faire à table, & parce qu'ils ſe trouvent incommodés de deux ou trois repas par jour, ils croyent conſerver leur ſanté en n'en faiſant qu'un, afin diſent-ils, que l'intervalle d'une réfection à l'autre facilite la digeſtion des alimens qu'ils auroient pris en deux fois. Ainſi ils mangent tant dans cet unique repas, que leur eſtomac ſurchargé de viandes s'en trouvent accablé, & en convertit le ſuperflu en mauvaiſes humeurs, qui engendrent les maladies & la mort. Je n'ai jamais vu perſonne vivre long-tems par cette conduite. Ces gens-là vivroient aſſurément d'avantage, s'ils diminuoient la quantité de leur nourriture ordinaire, à meſure qu'ils avancent en âge, & s'ils mangeoient beaucoup moins & un peu plus ſouvent.

Quelques-uns pensent qu'effectivement la sobriété peut conserver la santé, mais qu'elle ne prolonge pas la vie ; cependant il s'est vu des gens dans les siécles passés qui l'ont prolongée par ce moyen ; il s'en voit encore aujourd'hui, & j'en suis un exemple ; mais puisqu'on ne peut pas dire qu'elle abrége nos jours, comme font les infirmités causées par la replétion, il ne faut pas beaucoup de sens commun pour comprendre que pour vivre long-tems il vaut mieux être sain que malade, & que par conséquent la sobriété contribue davantage à la durée de la vie, qu'une excessive abondance d'alimens.

Quelques choses que puissent dire les voluptueux, la

sobriété est infiniment utile à l'homme, il lui doit sa conservation, elle éloigne de son esprit les tristes idées de la mort ; c'est par son moyen qu'il devient sage, & qu'il parvient à une âge où la raison & l'expérience lui donnent des armes pour s'affranchir de la tyrannie des passions qui exercent dans son cœur un cruel empire pendant presque tout le cours de sa vie. O sainte & bienfaisante sobriété ! que je t'ai d'obligation de voir encore la lumiere du jour, qui a bien des charmes quand on suit tes maximes, & qu'on observe constamment les loix que tu prescris ! Lorsque je ne refusois rien à mes sens, je ne goûtois point de plaisirs si purs que ceux dont je jouis à présent ; ils étoient si agités & si mêlés de peines, que je trouvois jusques dans la volupté, plus d'amertume que de douceur.

O bienheureuse vie ! qui, outre tous les biens que tu procure à ton vieillard, conserve son estomac en un état si parfait, qu'il trouve plus de goût au pain sec, que les gens sensuels n'en ont pour les morceaux les plus délicats, & les mieux assaisonnés. L'appétit que tu nous donne pour le pain, est juste & raisonnable, puisque c'est la nourriture la plus propre à l'homme, quand elle est accompagnée du besoin & du désir de manger. La vie sobre n'est jamais sans ce désir. Ainsi mangeant peu, mon estomac a souvent besoin de cette mâne que je goûte quelquefois avec tant de plaisir, que je croirois pécher contre la tempérance, si je ne savois pas qu'il faut manger pour vivre, & qu'on ne peut user d'une nourriture plus simple & plus naturelle.

Et toi, mere de tous les humains ! Nature, qui aime si fort la conservation de notre être, que tu donnes au vieillard la facilité de vivre avec peu de nourriture, & qui lui fais comprendre que si dans la vigueur de son jeune âge il faisoit par jour deux repas, il doit les partager en quatre, afin que son estomac ait moins de peine à digérer, je ne puis trop admirer ta sagesse & ta prévoyance ! je suis tes conseils & m'en trouve bien.

Les esprits ne sont point suffoqués par les alimens dont j'use ; ils en sont seulement réparés & entretenus. Je me trouve toujours une égale santé ; je suis toujours gai, & plus encore après le repas qu'auparavant. J'ai accoutumé, en sortant de table, d'étudier ou d'écrire. Je n'ai jamais remarqué que l'application, après avoir mangé, m'ait incommodé : j'en suis également capable en quelque tems que ce soit, & ne me trouve jamais assoupi, comme bien des gens, parce que le peu de nourriture que je prends n'est pas suffisante pour m'envoyer à la tête des fumées de l'estomac, qui remplissent le cerveau, & le rendent incapable de ses fonctions.

Voici de quoi je me nourris : je mange du pain, du potage, des œufs frais, du veau, du chevreau, du mouton, des perdrix, des poulets, des pigeons. Entre le poiſſon de mer, je choiſis la dorade, & entre celui de riviere, le brochet. Tous ces alimens ſont propres aux vieillards ; s'ils ſont ſages, ils doivent leur ſuffire & n'en point chercher d'autres.

Le vieillard indigent, qui n'a pas la commodité de les avoir tous, ſe doit contenter de pain, de potage & d'œufs. Il n'y a point d'homme, ſi pauvre ſoit-il, à qui ces alimens puiſſent manquer, ſi ce ne ſont les gueux de profeſſion qui ſont réduits à l'aumône, dont je ne prétends pas parler, parce

parce que s'ils ſont miſérables dans leur vielleſſe, c'eſt pour avoir été pareſſeux & fainéans dans leur jeune âge : ils ſont plus heureux morts qu'en vie, & ne font qu'embarraſſer le monde ; mais ce malheureux, qui n'a que du pain, du potage & des œufs, n'en doit pas prendre beaucoup à la fois & doit ſe régler ſi bien ſur la quantité de ſes alimens, qu'il ne puiſſe mourir que par pure diſſolution ; car il ne faut pas s'imaginer qu'il n'y ait que les bleſſures qui faſſent les morts violentes ; les fiévres & tant d'autres maladies dont on expire dans le lit, ſont de ce nombre, étant cauſées par des humeurs que la nature ne combattroit pas ſi elles étoient naturelles.

Quelle différence de la vie sobre à la vie déréglée ! Celle-ci avance notre derniere heure; l'autre l'éloigne, & nous fait jouir d'une parfaite santé. Combien la bonne chere m'a-t-elle enlevé de parens & d'amis, qui seroient encore au monde s'ils m'avoient cru ? mais elle na pu m'anéantir comme elle a fait tant d'autres ; & parce que j'ai eu la force de résister à ses charmes, je respire & suis parvenu à une belle vieillesse.

Si je ne t'avois pas abandonnée, source infâme de corruption, je n'aurois pas le plaisir de voir onze petits-fils tous sages & tous bien faits, ni celui de jouir des embellissemens que j'ai fait faire à mes maisons & à mes jardins. Il falloit du tems pour ces réparaitions, & jen ai eu de reſte. Et toi ! cruelle gourmandiſe, tu termines ſouvent les jours de tes eſclaves, avant qu'ils ayent achevé ce qu'ils commencent. Ils n'oſent rien entreprendre de longue haleine : s'ils ſont aſſez heureux pour voir la fin de leurs travaux, ils n'en jouiſſent pas long-tems. Mais pour te faire connoître telle que tu es, c'eſt-à-dire, un mortel poiſon, le plus dangereux ennemi de l'homme, & ſouhaitant que tous tant qu'ils ſont conçoivent de l'horreur pour toi, je prétends que mes onze petits-fils te déclarent la guerre, & qu'imitant mon exemple, ils en ſervent à tout le genre humain, de l'abus de tes convoitiſes, & de l'utilité de la diéte.

Je ne puis comprendre qu'une infinité de gens fort ſages, & fort raiſonnables d'ailleurs, ne peuvent ſe réſoudre à modérer leur inſatiable appétit à cinquante ou ſoixante ans, ou du moins lors qu'ils commencent à reſſentir les infirmités de la vieilleſſe. Ils peuvent s'en délivrer par la diéte, & elles deviennent incurables, parce qu'ils ne l'obſervent pas. Je ne ſuis point ſi ſurpris que les jeunes gens ayent de la peine à s'y réſoudre, ils ne ſont pas aſſez capables de réflexion, & leur jugement n'eſt pas encore aſſez ſolide pour réſiſter aux charmes des ſens; mais à cinquante ans on doit ſe gouverner par la raiſon, qui nous prouvera, ſi nous la conſultons, que contenter ſans régle ni mesure tous nos appétits, est le moyen de devenir infirmes & de mourir jeunes. Encore si le plaisir du goût duroit, mais à peine est-il commencé, qu'il passe & qu'il finit; plus on le prend moins on y est sensible, & les maux qu'il nous procure se perpétuent jusqu'au tombeau. L'homme sobre ne doit-il pas être assez satisfait lorsqu'il est à table, d'être assuré que toutes les fois qu'il en sort, ce qu'il a mangé ne sauroit l'incommoder.

J'ai voulu ajoûter ce supplément à mon Traité : il est court & renferme d'autres raisons. Si j'en ai fait deux parties, c'est qu'on lit plus volontiers un petit ouvrage qu'un long. Je souhaite que beaucoup de gens ayent la curioſité de voir l'un & lautre, & qu'ils en faſſent leur profit.

III. DISCOURS.

Lettre au Seigneur Barbaro, Patriarche d'Aquilée.

Moyens pour jouir d'une félicité parfaite dans un âge avancé.

IL faut avouer que l'eſprit de l'homme eſt un des plus grands ouvrages de la Divnité, & que c'eſt le chef-d'œuvre de notre Créateur. N'eſt-ce pas une choſe merveilleuſe que de pouvoir, en s'écrivant, s'entretenir de loin avec ſes amis? Et la nature n'eſt-elle pas admirable de nous donner le moyen de nous voir avec les yeux de l'imagination, comme je vous vois à préſent, Monſeigneur ? C'eſt de cette maniere que j'entrerai en converſation avec vous, & que je vous raconterai pluſieurs choſes agréables & utiles. Il eſt vrai que ce que je vous dirai n'eſt pas nouveau par rapport à la matiere ; mais je ne vous l'ai jamais dit à quatre-vingt-onze ans. Il eſt étonnant que je puiſſe vous apprendre que ma ſanté & mes forces ſe ſoutiennent ſi bien, qu'au lieu de diminuer avec l'âge elles ſemblent augmenter à meſure que je vieillis. Tous ceux qui me connoiſſent en ſont ſurpris, & moi qui ſais à quoi je dois attribuer ce bonheur, j'en publie par-tout la cauſe ; je fais mon poſſible pour prouver à tous les hommes qu'on peut jouir ſur la terre d'une félicité parfaite après l'âge de quatre-vingts ans, & qu'on ne peut l'acquérir sans la continence & la sobriété, qui sont deux vertus chéries de Dieu, parce qu'elles sont ennemies des sens & favorables à notre conservation.

Je vous dirai donc, Monseigneur, que ces jours passés quelques docteurs de notre université, tant médecins que philosophes, sont venus s'informer à moi de la maniere dont je me nourris; qu'ayant appris que je suis encore plein de vigueur & de santé; que tous mes sens sont parfaits; que ma mémoire, mon cœur, mon jugement, le ton de ma voix, & mes dents sont comme dans mon jeune âge; que j'écris de ma main ſept ou huit heures, par jour, & que je paſſe le reſte de la journée à me promener de mon pied, & à prendre tous les plaiſirs permis à un honnête homme, juſqu'à la muſique où je tiens ma partie. Ah! Monſeigneur, que vous trouveriez ma voix belle, ſi vous m'entendiez chanter les louanges de Dieu au ſon de ma lire, comme un autre David! Vous ſeriez ſurpris & charmé de l'harmonie qui ſort du fond de mon eſtomac. Ces Meſſieurs admirerent particuliérement la facilité que j'ai d'écrire ſur des matieres qui demandent une extrême contention d'eſprit, & qui loin de me fatiguer me divertiſſent. Vous ne devez pas douter que prenant aujourd'hui la plume pour avoir l'honneur de vous entretenir, le plaisir que je me fais d'une semblable occupation ne soit encore plus sensible & plus grand pour moi que ceux que je suis accoutumé de prendre.

Ces docteurs me dirent que je ne devois point être considéré comme un vieillard, puisque toutes mes œuvres & mes occupations étoient celles d'un jeune homme, & ne ressembloient nullement à celles des gens fort âgés, qui ne sont plus capables de rien après quatre-vingts ans; qui sont accablés d'infirmités & de maux, qui languissent & souffrent continuellement.

Que s'il s'en trouve de moins infirmes, leurs sens sont usés; la vue & l'ouie leur manquent, les jambes & les mains leur tremblent ; ils ne peuvent plus marcher ni rien faire ; & s'il y en a quelqu'un exempt de ces disgraces, sa mémoire diminue, son esprit baisse, son cœur s'affoiblit ; enfin, il ne jouit point de la vie aussi entiérement que je fais. Ce qui les étonna beaucoup, fut une chose qui en effet est surprenante : c'est que par une répugnance invincible, je ne puis boire de quelque vin que ce puisse être, pendant les mois de Juillet & d'Août de chaque année. Il m'est si fort contraire, en ce tems-là, que je mourrois infailliblement si je m'efforçois à en boire ; car mon estomac, non plus que mon goût, ne peut le souffrir ; ensorte que le vin étant le lait des vieillards, il semble que je ne puisse conserver ma vie sans cette substance. Mon estomac étant donc privé d'un secours si utile & si propre à entretenir sa chaleur, je ne puis manger que très-peu, & ce peu de nourriture me cause, vers la mi-Août, une foiblesse que les consommés & les cordiaux ne soulagent point : cependant cette débilité n'est accompagnée d'aucune douleur, ni d'aucun accident fâcheux. Nos docteurs jugerent que si le vin nouveau, qui me rétablit parfaitement au commencement de Septembre, n'étoit pas encore fait en ce tems-là, je ne pourrois éviter la mort. Ils ne furent pas moins surpris de ce qu'en trois ou quatre jours le vin nouveau me rend la vigueur que le vin vieux m'avoit ôtée ; chofe dont ils ont été les témoins ces jours-ci, m'ayant vu dans ces différens états, fans quoi ils n'auroient pu le croire.

Plufieurs médecins m'ont prédit, il y a plus de dix ans, qu'il me feroit impoffible d'en paffer deux ou trois avec cette fâcheufe répugnance : cependant je me fuis trouvé encore moins foible, & me fuis plutôt rétabli cette année-ci que les précédentes. Cette efpece de prodige, & tant de graces que je reçois de Dieu, les obligerent de me dire qu'en naiffant j'en avois apporté une fpéciale & particuliere de la nature ou des aftres ; & pour établir leur opinion, ils employerent toute leur rhétorique & firent de ſavans diſcours. Il faut avouer, Monſeigneur, que l'éloquence a bien du pouvoir ſur l'eſprit humain, puiſque ſouvent elle perſuade que ce qui eſt n'eſt point, & que ce qui n'eſt point peut être. J'eus un ſenſible plaiſir à les entendre parler, & cela ne pouvoit manquer, parce que ce ſont de fort habiles gens : mais ce qui m'en cauſa principalement, fut la réflexion, que l'âge & l'expérience peuvent rendre un homme plus ſavant que ne font les écoles. Ce ſont deux moyens infaillibles pour acquérir des lumieres, & ce fut en effet par leur ſecours que je connus l'erreur de cette opinion. Pour détromper ces Meſſieurs & les inſtruire, je leur répondis que leurs argumens étoient faux ; que la grace que je recevois n'étoit point ſpéciale, mais générale & univerſelle ; qu'il n'y avoit perſonne ſur la terre qui ne pût la recevoir auſſi bien que moi ; que je n'étois qu'un homme comme tous les autres ; que nous avons tous, outre l'exiſtence, le jugement, l'eſprit, la raiſon ; que nous naiſſons tous avec ces mêmes facultés de l'ame, parce que le Seigneur a voulu que nous euſſions ces avantages ſur les autres animaux, qui n'ont rien de commun avec nous que l'uſage des ſens ; qu'enfin le Créateur nous a donné cette raiſon & ce jugement, pour conſerver notre vie, enſorte que cette grace nous vient immédiatement de Dieu, & non pas de la nature ni des aſtres ; que l'homme, lorqu'il eſt jeune, étant plus ſenſuel que raiſonnable, donne tout à ſes plaiſirs, & que lorſqu'il eſt parvenu à quarante ou cinquante ans, il doit ſavoir qu'il eſt à la moitié de ſa vie, grace à la bonté de ſon tempérament, qui l'a conduit juſques-là ; mais qu'étant arrivé à ce période, il deſcend vers la mort, dont les infirmités de la vieilleſſe ſont les avant-coureurs ; qu'elle eſt auſſi différente de la jeuneſſe que la vie réglée eſt oppoſée à la débauche : qu'ainſi il eſt néceſſaire de changer ſa maniere de vivre quand on n'eſt plus jeune, particuliérement à l'égard de la quantité & de la qualité des alimens ; parce que c'eſt de-là d'où dépendent radicalement

radicalement la ſanté & la durée de nos jours : qu'enfin ſi la premiere partie de la vie a été toute ſenſuelle, la ſeconde doit être raiſonnable & réglée; l'ordre étant néceſſaire à la conſervation de toutes choſes, & principalement à la vie de l'homme, comme on le connoît par les incommodités que cauſent les excès, & par la ſanté de ceux qui obſervent un bon régime. Oui, Monſeigneur, il eſt impoſſible que ceux qui veulent toujours contenter leur goût & leur appétit, n'alterent leur tempérament; & pour ne pas altérer le mien, lorſque je ſuis parvenu à un âge mûr, je me ſuis entiérement dévoué à la ſobriété. Il eſt vrai que ce ne fut pas ſans peine que je pris cette réſolution, & que je renonçai à la bonne chere. Je commençai par prier Dieu de m'accorder la tempérance, & me mis fortement en tête, que quelque difficile que soit une chose qu'on veut entreprendre, on en vient à bout quand on s'opiniâtre à vaincre ce qui s'oppose à son exécution. Ainsi je déracinai mes mauvaises habitudes, & j'en contractai de bonnes; ensorte que je me suis accoutumé à une vie d'autant plus austere & frugale, que mon tempérament étoit devenu fort mauvais lorsque je la commençai. Enfin, Monseigneur, lorsqu'ils eurent entendu mes raisons, ils furent obligés de s'y rendre. Le plus jeune d'entr'eux me dit, qu'il convenoit que cette grace pouvoit être univerſelle pour tous les hommes ; mais qu'elle étoit rarement efficace, & qu'il m'en avoit fallu une ſpéciale & victorieuſe pour ſurmonter les délices & l'habitude d'une vie aiſée, pour en embraſſer une fort différente : qu'il ne trouvoit pas cela impoſſible, puiſque je le pratiquois, mais que cela lui paroiſſoit extrêmement difficile. Je lui répondis qu'il n'eſt pas honnête d'abandonner une belle entrepriſe à cauſe des difficultés qui s'y rencontrent ; que plus on y en trouve, plus il y a de gloire à acquérir : que le Créateur ſouhaite que chacun parvienne à une longue vie, à laquelle il a deſtiné l'homme ; parce que dans ſa vieilleſſe il doit être délivré des fruits amers que produisent les sens, & doit être rempli de ceux de la raison ; ensorte qu'alors il quitte les vices, il n'est plus esclave du démon, & se trouve plus en état de faire son salut : que Dieu, dont la bonté est infinie, a ordonné que celui qui achevera son cours naturel, finisse sa vie sans mal & par pure dissolution, qui est seulement ce qu'on doit appeller une mort naturelle, toutes les autres étant des morts violentes qu'on se procure à soi-même, par la replétion & par les excès : qu'enfin Dieu veut que l'homme passe d'une mort si douce & si paisible, à une vie immortelle & glorieuse, comme celle à laquelle je m'attends. J'espere de mourir, lui dis-je, en chantant les louanges de mon Créateur. La triste réflexion qu'il faut un jour cesser de vivre, ne me cause aucun chagrin, quoique je comprenne aisément qu'à mon âge ce jour fatal ne peut être guere éloigné ; que je ne suis né que pour mourir, & qu'une infinité de millions d'hommes sont sortis de la vie plus jeune que moi. Je ne suis pas plus effrayé de la crainte de l'enfer, parce que je suis Chrétien, & que j'espere en la miséricorde & aux mérites du sang de JESUS-CHRIST : enfin, je me flatte qu'une aussi belle vie que la mienne sera suivie d'une mort aussi heureuse. A cela le jeune homme ne me repliqua rien autre chose, si ce n'est qu'il étoit résolu de pratiquer la vie sobre, pour vivre & mourir aussi heureusement que je l'espérois ; & que si jusqu'à présent il avoit souhaité d'être long-tems jeune, il désiroit d'être bientôt vieux, afin de jouir des plaisirs d'une si admirable vieillesse.

L'envie que j'avois de vous entretenir long-tems, Monseigneur, comme une personne avec qui je ne m'ennuie point, m'a engagé à vous faire une longue Lettre, & m'engage encore à y ajouter un article avant que de la finir.

Quelques gens sensuels disent que je me suis donné bien de la peine à composer mon Traité de la Sobriété, & que j'ai perdu beaucoup de tems pour persuader aux hommes de suivre une chose presqu'impossible ; que mes conseils seront aussi inutiles que les loix que Platon voulut établir dans sa République, dont l'exécution étoit si difficile qu'il ne put jamais obliger personne à les recevoir; qu'il en arrivera de même de ce que j'ai écrit sur cette matiere. Je trouve cette comparaison peu juste, puisque j'ai pratiqué ce que j'enseigne, beaucoup d'années avant que de l'avoir écrit; que je ne l'eusse pas écrit si je n'avois connu par ma propre expérience, que cette pratique n'est pas impossible, qu'elle est même fort utile & fort sage, & que c'est là le motif qui m'engagea de la publier. En effet, je suis cause que plusieurs personnes l'observent & s'en trouvent bien, ensorte que les loix de Plalon n'ont aucun rapport à mes conseils. Mais de telles gens, qui ne refusent rien à la volupté, n'ont garde de me donner leur approbation. Je ne laisse pas de les plaindre, quoiqu'ils méritent par leurs débauches, d'être tourmentés sur leurs vieux jours d'une infinité de maux, & d'être pour une éternité, les victimes de leurs passions.

Je suis, &c.

IV. DISCOURS.

De la Naissance de l'Homme, & de sa Mort.

POUR ne point manquer au devoir de charité auquel tous les hommes sont obligés les uns envers les autres, & pour ne pas perdre un moment du plaisir de jouir de la vie, je veux écrire encore, & apprendre à ceux qui ne le savent pas, parce qu'ils ne me connoissent point, ce que savent & voyent ceux qui me connoissent. Ce que je vais dire paroîtra impossible ou difficile à comprendre : rien cependant n'est plus véritable : c'est un fait connu de bien des gens, & digne de l'admiration de ma postérité. J'ai atteint ma quatre-vingt-quinzieme année, & je me trouve sain, gaillard, & aussi content que si je n'avois que vingt-cinq ans.

Ne serois-je pas bien ingrat si je cessois de remercier la bonté divine de toutes les graces qu'elle me fait ? A peine la plûpart des autres vieillards sont sexagénaires, qu'ils se trouvent accablés d'infirmités : ils ſont triſtes, mal-ſains, continuellement remplis de l'affreuſe penſée de la mort : ils tremblent jour & nuit de la crainte d'être à la veille d'entrer au tombeau : ils en ſont ſi fort occupés qu'il eſt difficile de les diſtraire quelques momens de cette funeſte imagination. Graces au Ciel, je ſuis exempt de leurs maux & de leurs terreurs : il me ſemble que je ne dois point m'abandonner ſi-tôt à cette vaine crainte; je le ferai voir dans la ſuite de ce diſcours, & je ferai connoître la certitude que j'ai de vivre juſqu'à plus de cent ans : mais pour donner quelqu'ordre au ſujet que je traite, je le commencerai par la naiſſance de l'homme, & le finirai par ſa mort.

Je dis donc que certains corps naiſſent ſi mal compoſés qu'ils ne vivent que peu de jours ou peu de mois. On ne ſait ſi cela vient de la mauvaiſe diſpoſition du pere & de la mere lors de la conception, ou par les influences des aſtres, ou par une foibleſſe de la nature, qui eſt forcée à cette défaillance par quelque cauſe étrangere : car il n'eſt pas vraiſemblable qu'étant la mere commune de tous les hommes, elle ſoit capable de prédilection pour une partie de ſes enfans, & de cruauté envers les autres.

Ne pouvant ſavoir au vrai d'où procede la briéveté d'une

vie ſi courte, il eſt inutile d'en chercher la cauſe : il ſuffit que nous ſachions qu'il y a des corps qui meurent preſqu'avant que de naître.

D'autres naiſſent bien formés & bien ſains, mais d'une complexion délicate ; & parmi ceux-là il s'en trouve qui vivent juſqu'à 10 ans, juſqu'à 20, juſqu'à 30, juſqu'à 40, ſans pouvoir atteindre ce terme qu'on appelle la vieilleſſe.

D'autres apportent en naiſſant une forte conſtitution, & ceux-là deviennent vieux ; mais alors ils ſont caducs & mal-ſains, comme je l'ai déjà fait remarquer, & ſe procurent tous les maux qu'ils ſouffrent ; parce qu'ils ont trop compté ſur leur bon tempérament : ils ne veulent jamais changer leur maniere de vivre; ils ne font aucune différence de leur vieilleſſe à leur jeuneſſe, comme s'ils devoient avoir à quatre-vingts ans autant de vigueur qu'à la fleur de leur âge. Ainſi ne corrigeant jamais leur conduite, ils ne font point réflexion qu'ils ſont vieux, que leur complexion s'affoiblit, que leur eſtomac perd tous les jours quelque choſe de ſa chaleur, & que par cette raiſon ils devroient faire plus d'attention aux qualités des alimens ſolides & liquides dont ils ſe nourriſſent, auſſi-bien qu'à la quantité qu'ils en prennent. Ils croyent que l'homme perdant ſes forces en vieilliſſant, doit les réparer & les conſerver par une grande abondance de nourriture : ils se figurent que manger beaucoup conserve leur vie, & se trompent ; car la chaleur naturelle venant à s'affoiblir, on l'accable par trop d'alimens, & la prudence veut qu'on proportionne l'emploi qu'on lui donne, à ses facultés digestives. Il est certain que les humeurs peccantes ne proviennent que d'une digestion imparfaite, & qu'on fait peu de bon chyle, lorsqu'on remet dans son estomac de nouveaux alimens, avant que ceux qu'on a pris dans le repas précédent, soient entiérement précipités dans les intestins. Je ne puis donc trop répeter que la chaleur naturelle commençant à s'affoiblir, il est nécessaire pour se bien porter, de diminuer la quantité de ce qu'on boit & de ce qu'on mange chaque jour, la nature n'ayant beſoin que de peu de choſe pour ſoutenir la vie de l'homme, & particuliérement celle du vieillard.

Cependant, au lieu d'en uſer de cette maniere, la plûpart des vieilles gens vivent toujours comme ils ont accoutumé. S'ils s'étoient retranchés de bonne heure, ils parviendroient du moins à l'âge où je me vois, & jouiroient d'une auſſi longue vie que la mienne, étant nés d'une bonne complexion. Je dis au moins, car ils pourroient aller juſqu'à ſix-vingts ans, comme ont fait beaucoup d'autres qui ont vécu ſobrement, que nous connoiſſons par nous-mêmes ou par tradition. Je ſuppoſe toujours qu'ils fussent d'une aussi bonne constitution que ces gens-là. Si j'avois été aussi bien composé, je ne douterois pas de pousser la durée de mes jours jusqu'à cet âge ; mais parce que j'ai apporté en naissant un tempérament délicat, je n'espere de vivre guere plus d'un siecle ; & tous ceux qui ne sont pas mieux composés que moi, pourroient, en vivant sobrement comme je fais, fournir aisément la même carriere.

Rien ne paroît plus agréable que cette certitude de vivre long-tems, pendant que tout le reste des hommes, qui n'observent pas les loix de la sobriété, ne sont pas sûrs de voir le lendemain. Cette attente d'une longue vie, est fondée ſur des conſéquences naturelles qui ne peuvent manquer. Il eſt impoſſible que celui qui pratique une vie ſobre & réglée tombe malade, ni meure d'une mort naturelle, avant le tems que la nature lui a preſcrit. Il ne peut mourir, dis-je, avant ce tems, parce que la vie ſobre empêche la formation de tous les levains des maladies. Elles ne peuvent être engendrées ſans quelques cauſes ; s'il n'y en a point de mauvaiſe il ne ſauroit y avoir d'effet funeſte, ni de mort violente.

On ne doit point douter que la vie réglée n'éloigne le triſte moment de la mort, puiſqu'elle a la propriété de tenir les humeurs dans un parfait tempérament, qu'au contraire, la gourmandiſe & l'ivrognerie ne les brouillent, ne les alterent, ne les irritent, & ne les mettent dans un mouvement qui cause les fluxions, les fiévres & presque tous les accidens qui nous conduisent au tombeau.

Cependant, quoique la sobriété, qui nous préserve de mille maux, puisse réparer ce que les excès ont gâté, on ne doit pas croire qu'elle ait le pouvoir de rendre l'homme immortel. Il est impossible que le tems, qui consume toutes choses, ne détruise le composé le plus parfait : ce qui a eu un commencement doit nécessairement avoir une fin ; mais l'homme doit finir ses jours par une mort naturelle, c'est-à-dire, sans aucune douleur, comme on me verra mourir lorſque l'humide radical ſera entiérement conſumé.

Je me trouve encore ce principe de vie ſi complet, que je me flatte de n'être pas ſi-tôt à la veille de mon dernier jour, & je juge que je ne me trompe pas, parce que je me porte bien, que je ſuis gai, que je trouve du goût à tout ce que je mange, que je dors tranquillement, qu'enfin tous mes ſens ne s'affoibliſſent point. J'ai toujours l'imagination vive, la mémoire heureuſe, le jugement ſolide, le cœur bon; ma voix eſt plus harmonieuſe qu'elle n'a jamais été, quoique ce ſoit le premier des organes qui s'affoibliſſe; enſorte que je chante mon office tous les matins ſans me fatiguer la poitrine, & plus aiſément que je n'aurois pu faire dans ma jeunesse.

Toutes ces choses sont des marques infaillibles que j'ai encore beaucoup de tems à vivre ; mais que ma vie finisse quand il plaira à Dieu, qu'elle sera glorieuse, ayant été accompagnée de tout le bonheur dont on puisse jouir sur la terre, depuis que l'âge m'a délivré de l'esclavage des passions ! La vieillesse sage & réglée les dompte, arrache leurs racines, empêche la production de leurs fruits empoisonnés, & change en bons sentimens tous les mauvais qu'elles inspirent dans le jeune âge.

N'étant plus attaché aux sens, je ne suis point affligé par la réflexion que mon ame doit être séparée de mon corps;

je ne ſuis plus agité d'inquiétudes, tourmenté de déſirs, chagrin de la privation de ce que je n'ai pas ; la mort de mes parens & de mes amis, ne me cauſe point d'autre triſteſſe que celle d'un premier mouvement naturel qu'on ne peut empêcher, mais qui ne dure guere.

J'ai encore moins de ſenſibilité pour la perte des biens temporels, ce qui a ſurpris beaucoup de gens. Cela arrive ſeulement à ceux qui deviennent vieux par le moyen de la ſobriété, & non pas à ceux qu'une forte complexion conduit à la vieilleſſe malgré les excès de la bouche. Ceux-là jouiſſe dès ce monde d'un paradis anticipé, pendant que ceux-ci ne peuvent goûter de plaisirs sans une infinité de peines. Qui ne se trouveroit heureux à mon âge, de ne sentir jamais rien qui cause la moindre incommodité ? Bonheur qui n'accompagne que très-rarement la plus florissante jeunesse. Il n'y en a point qui ne soit sujette à mille tribulations, dont je suis tout-à-fait exempt : au contraire, je ressens mille plaisirs aussi purs que tranquilles.

Le premier, est de rendre service à ma patrie. Que ce plaisir flatte innocemment ma vanité ! lorsque je fais réflexion que j'ai fourni à mes compatriotes des moyens utiles pour fortifier leur ville & leur port ; que ces ouvrages subsisteront après un grand nombre de siécles ; qu'ils contribueront à rendre Venise une républi-que fameuse, une ville riche & incomparable, & serviront à lui perpétuer le beau titre de Reine de la mer.

J'ai encore la satisfaction d'avoir donné à ses habitans le moyen d'avoir toujours abondamment toutes les choses nécessaires à la vie, en défrichant des terres incultes, en saignant des marais, en abreuvant & en engraissant des campagnes qui étoient stériles par l'aridité de leur terroir ; ce qui n'a pu être fait dans un petit espace de tems.

Enfin, j'ai rendu la ville où je suis né plus forte, plus riche & plus belle qu'elle n'étoit ; j'ai rendu meilleur l'air qu'on y respire : tout cela me fait honneur, & rien ne m'empêche de jouir de la gloire qui m'eſt dûe.

La mauvaiſe fortune m'ayant ôté dans ma jeuneſſe des biens conſidérables, j'ai ſu réparer ces pertes par mon induſtrie; enſorte que ſans avoir fait tort à perſonne, & ſans autre fatigue que de donner des ordres, j'ai doublé mon revenu, & je laiſſerai à mes petits-fils une fois plus de bien que je n'en ai eu de patrimoine.

Une ſatisfaction à laquelle je ſuis plus ſenſible qu'à toutes les autres, c'eſt que ce que j'ai écrit de la ſobriété, commence à être utile à quantité de perſonnes qui publient hautement l'obligation qu'elles m'ont de cet ouvrage. Pluſieurs d'entr'elles m'ont mandé des pays étrangers, qu'après Dieu elles me ſont redevables de la vie.

J'ai encore un plaiſir, dont la privation me chagrineroit fort, c'eſt que j'écris & trace de ma main tout ce qui m'eſt néceſſaire pour mes bâtimens, & pour la conduite de mes affaires domeſtiques.

J'ai celui d'avoir de fréquentes converſations avec des gens ſavans, dont je tire tous les jours de nouvelles lumieres : choſe étonnante, qu'à mon âge j'aie une facilité merveilleuſe d'apprendre & de concevoir les ſciences les plus relevées & les plus difficiles.

Mais ce qui fait que je me conſidere comme l'un des hommes les plus heureux, c'eſt que je jouis en quelque maniere de deux vies, l'une terreſtre par rapport aux actions corporelles, & l'autre divine & céleſte par les délices de l'eſprit qui ont bien des charmes, quand ils ſont fondés ſur des ſujets raiſonnables, & ſur une aſſûrance morale des biens infinis que la bonté de Dieu nous prépare.

Je jouis donc parfaitement de cette vie mortelle, grace à la ſobriété qui eſt infiniment agréable à Dieu, parce qu'elle eſt la protectrice des vertus & l'ennemie irréconciliable des vices, & je jouis par anticipation de la vie éternelle, en penſant ſi ſouvent au bonheur dont elle doit être accompagnée, que je ne ſonge quaſi plus à autre choſe. J'enviſage la mort comme un paſſage néceſſaire pour arriver au ciel, & ſuis ſi charmé de la glorieuſe élévation à laquelle je crois mon ame deſtinée, que je ne puis plus m'abaiſſer juſqu'aux bagatelles qui occupent la plûpart des gens du monde. La privation des plaiſirs auxquels je ſuis le plus ſenſible, ne me donne point d'inquiétude : au contraire, leur perte m'inſpire de la joie, parce qu'elle doit être le commencement d'une vie incomparablement plus heureuſe.

Qui pourroit avoir du chagrin s'il étoit à ma place ? Cependant il n'y a perſonne qui ne puiſſe eſpérer une ſemblable félicité, s'ils veut vivre comme moi : car enfin, je ne ſuis ni un ſaint, ni un ange ; je ſuis un homme, & le ſerviteur d'un Dieu, à qui la vie réglée est si agréable qu'il récompense dès ce monde ceux qui la pratiquent.

Si tous ceux qui se retirent dans les monasteres ; pour y mener une vie pénitente, une vie d'oraison, une vie contemplative, ajoutoient à toutes leurs vertus la prudence de diminuer eux-mêmes leur portion, ils auroient encore plus de mérite & deviendroient plus vénérables.

Ils seroient considérés comme des saints, par la longueur de leurs austérités, & seroient honorés comme ces vieux patriarches & ces anciens hermites, qui observoient une continuelle sobriété & vivoient si long-tems. Ils obtiendroient peut-être assez de graces à six-vingts ans, pour faire des miracles qu'ils ne peuvent opérer, faute d'une perfection à laquelle ils n'ont pu atteindre avant ce tems-là : & outre cette prérogative, qui est une marque presqu'infaillible de prédestination, ils seroient toujours en bonne santé ; ce qui se trouve aussi rarement dans la vieillesse des moines les plus pieux, que dans celle de la plûpart des sages mondains.

Plusieurs de ces bons religieux croyent que Dieu attache exprès des infirmités à la vieillesse, pour tenir lieu de pénitence des péchés commis dans le jeune âge. C'est une erreur à mon sens : je ne puis croire que Dieu, qui aime l'homme, se plaise à le voir dans la souffrance. Nos maux ſont l'ouvrage du démon & du péché, & non pas celui d'un Dieu, qui eſt notre pere & notre créateur : il deſire que l'homme ſoit heureux en ce monde & en l'autre ; ſes commandemens ne tendent qu'à cela, & la tempérance ne ſeroit pas une vertu, ſi les avantages qu'elle nous procure, en nous préſervant des maladies, étoient oppoſés aux deſſeins de Dieu dans notre vieilleſſe. Enfin, ſi tous les vrais dévots étoient ſobres, la Chrétienté ſeroient remplie de ſaints comme dans la primitive Egliſe, & en auroit encore davantage, parce qu'il y a plus de Chrétiens à préſent qu'il n'y en avoit en ce tems-là. Combien de vénérables religieux édifieroient par leurs prédications & par leurs bons exemples ? Combien de pécheurs recevroient de graces par leurs interceſſions ? Combien de bénédictions ſe répandroient ſur la terre ? Ces bons moines, en ſuivant les maximes que je profeſſe, ne devroient pas avoir peur de contrevenir à celles de leur inſtitution. Il n'y en a point qui ne permette l'uſage du pain, du vin & des œufs : quelques-unes même permettent de manger de la viande ; on y ſert, outre ces choſes, des légumes, des ſalades, des fruits, des gâteaux, qui quelquefois ſont des alimens nuiſibles à certains eſtomacs ; parce qu'on leur préſente ces mets au réfectoire, ils croiroient peut-être ne pas bien obſerver leur regle s'ils s'en abstenoient: cependant ils feroient beaucoup mieux, si, à trente ans passés, ils quittoient cette nourriture, & se contentoient de pain, de vin, de potages & d'œufs, qui sont les meilleurs alimens que puisse prendre un corps délicat. Cette nourriture seroit encore plus agréable que celle des anciens peres du désert, qui ne buvoient que de l'eau pure; qui mangoient seulement des fruits sauvages, des herbes & des racines crues, & qui ne laissoient pas de vivre long-tems sans infirmité. Nos anachorettes trouveroient ainsi le chemin du Ciel plus facile que ceux de la Thébaïde, & ne laisseroient pas de faire, par ce régime, une espece de pénitence

pénitence qui leur feroit méritoire.

Je finis en difant que la grande vieilleffe pouvant être fi utile & fi agréable aux hommes, j'aurois manqué de charité fi je n'avois pris foin de leur apprendre par quel moyen ils peuvent prolonger leurs jours. Je n'ai point eu d'autre motif en écrivant fur cette matiere, que celui de les engager à pratiquer toute leur vie, une vertu qui les fera parvenir comme moi à une heureufe vieilleffe, dans laquelle je ne difcontinuerai point de m'écrier: « Vivez, » vivez long-tems, afin de fervir » Dieu, & de mériter la gloire » qu'il prépare à fes Elus. »

LETTRE

D'une Religieuse de Padoue, Petite-Niéce de LOUIS CORNARO.

LOUIS CORNARO *fut privé par la mauvaise conduite de quelques-uns de ses parens, de la qualité de Noble Vénitien qu'il possédoit, & qu'il méritoit par ses vertus & par sa naissance. Il ne fut pas banni de son pays : il étoit libre de demeurer à Venise, s'il eût voulu ; mais se voyant exclu de tous les emplois de la République, il préféra un autre séjour & fit de Padoue le lieu de sa résidence.*

Il se maria à Udine, ville

du Frioul. Sa femme étoit de la famille des Spilemberg, & se nommoit Véronique. Elle fut long-tems stérile, & comme il souhaitoit ardemment avoir des enfans, il ne négligea rien pour se procurer cette consolation. Enfin, après bien des vœux, des prieres & des remedes, son épouse devint grosse, & mit heureusement au monde une fille qui fut nommée Claire, à cause de la dévotion qu'ils avoient l'un & l'autre à Saint François.

Cette fille fut unique, & eut pour époux Jean Cornaro, fils de Fantin, de la famille de ce nom, que l'on distingue par le surnom de Cornaro dell Episcopia. *C'étoit une Maison fort puissante avant la perte que fit la Chrétienté du royaume de*

Chypre, où cette famille avoit des biens considérables.

Claire eut onze enfans, huit garçons & trois filles. Ainsi Louis Cornaro eut le plaisir de se voir renaître, comme par miracle, dans un grand nombre de successeurs; car bien qu'il fût fort âgé lorsque Claire vint au monde, il ne laissa pas de la voir fort vieille, & de connoître ses descendans jusqu'à la troisieme génération.

Cornaro étoit homme d'esprit, de mérite, & de courage. Il aima la gloire & fut naturellement libéral, sans pourtant être prodigue. Sa jeunesse fut infirme: il étoit fort bilieux & fort prompt; mais lorsqu'il connut le tort que lui faisoient les vices de son tempérament, il résolut de les corriger. Il eut assez de pouvoir sur lui-même pour vaincre la colere & les emportemens auxquels il étoit sujet. Après cette glorieuse victoire, il devint si modéré, si doux, si affable, qu'il gagna l'estime & l'amitié de tous ceux qui le connoissoient.

Il fut extraordinairement sobre; il observa le régime dont il parle dans ses écrits, & se nourrit toujours avec tant de sagesse & de précaution, que sentant diminuer peu à peu la chaleur naturelle en vieillissant, il diminua aussi peu à peu la quantité de ses alimens, jusqu'à ne prendre à chaque repas qu'un jaune d'œuf, encore en faisoit-il à deux fois sur la fin de sa vie.

Par ce moyen il se conserva

ſain, & même vigoureux, juſqu'à l'âge de cent ans. Son eſprit ne diminua point, il n'eut jamais beſoin de lunettes, il ne devint point ſourd.

Et ce qui n'eſt pas moins véritable que difficile à croire, ſa voix ſe conſerva ſi forte & ſi harmonieuſe, que ſur la fin de ſes jours il chantoit avec autant de force & d'agrément qu'il faiſoit à vingt ans.

Il avoit prévu qu'il iroit loin ſans infirmité, & ne s'étoit pas trompé. Lorſqu'il ſentit que ſa derniere heure approchoit, il ſe diſpoſa à quitter la vie avec la piété d'un Chrétien & le courage d'un philoſophe. Il fit ſon teſtament & mit ordre à ſes affaires, après quoi il reçut les derniers Sacremens, & attendit tranquillement la mort dans un ſauteuil. Enfin, on peut dire qu'étant en bonne ſanté, ne ſouffrant aucune douleur, ayant même l'eſprit & l'œil fort gais, il lui ſurvint un petit évanouiſſement qui lui tint lieu d'agonie, & lui fit pouſſer le dernier ſoupir. Il mourut à Padoue le 26 Avril 1566, & fut mis en terre le 8 Mai ſuivant.

Sa femme mourut quelques années après lui. Sa vie fut longue, & ſa vieilleſſe auſſi heureuſe que celle de ſon époux. Il n'y eut que ſes derniers jours qui ne furent pas tout-à-fait ſemblables : elle fut attaquée quelque-tems avant ſa mort d'une langueur qui la conduiſit au tombeau. Elle rendit l'ame une nuit dans son lit sans aucuns mouvemens convulsifs, & avec une tranquillité si parfaite, qu'elle sortit de la vie sans qu'on s'en apperçût.

Voilà tout ce que je puis dire de ces bonnes gens, sur l'idée qui m'en reste pour en avoir ouï parler autrefois à feu mon pere, & à quelques amis de Louis Cornaro, qui ayant vécu si long-tems d'une maniere si extraordinaire, mérite de ne pas mourir sitôt dans la mémoire des hommes.

Voici des autorités tirées de l'histoire de M. de Thou, & des dialogues de Cardan, sur les moyens de prolonger la santé, que l'on a traduits en François, & que l'on à cru devoir mettre ici pour ſervir de preuves de ce qui eſt contenu dans cet Ouvrage.

EXTRAIT du 38 Livre des Hiſtoires de M. le Préſident de Thou, ſur l'An 1566.

LOUIS Cornaro a été un rare & mémorable exemple d'une longue vie ; car il vécut cent ans ſain de corps & d'eſprit. Il étoit d'une des plus illuſtres Maiſons de Veniſe ; * mais à cauſe du défaut de ſa naiſſance il fut exclu des honneurs & de l'adminiſtration de la Répu-

* Il fut enveloppé dans la diſgrace de quelques-uns de ſes parens.

blique. Il épousa à Udine, dans le Frioul, Véronique, de la Maison de Spilemberg; & comme il avoit de grands biens, il mit tout en usage pour en avoir des enfans. Enfin, par les vœux qu'il fit & par l'aide des médecins, il surmonta la froideur de sa femme, qu'il aimoit uniquement, & qui étoit déjà avancée en âge. Lorsqu'il s'y attendoit le moins, il en eut une fille, qui fut mariée à Jean, fils de Fantin Cornaro, de la riche Maison de Cornaro de Chypre, & en vit une grande postérité; car Jean eut de Claire, c'est le nom de cette fille, huit garçons & trois filles.

Au reste, Louis Cornaro corrigea par sa sobriété & par

ſon régime de vivre, les infirmités contractées par l'intempérance de ſa jeuneſſe, & modéra par la force de ſa raiſon, la facilité qu'il avoit à ſe mettre en colere. De ſorte qu'il fut en ſa vieilleſſe d'une auſſi bonne conſtitution de corps, & d'un eſprit auſſi doux & modéré qu'il avoit été infirme & prompt à ſe fâcher dans la fleur de ſon âge. Il compoſa là-deſſus des Livres, étant déjà vieux, dans leſquels il parle du déréglement de ſa premiere vie, de ſa réformation, & ſe flatte de vivre long-tems. En effet, il ne fut pas trompé, car il mourut ſans douleur & d'une mort douce, âgé de plus de cent ans, à Padoue, où il avoit choiſi ſon ſéjour. Sa femme, qui n'étoit guere moins âgée que lui, lui ſurvécut, & mourut auſſi quelque-tems après d'une mort paiſible. Ils furent l'un & l'autre enterrés dans l'égliſe de S. Antoine, ſans aucune pompe, ainſi qu'ils l'avoient ordonné par leur teſtament.

DIALOGUE de Cardan, entre un Philoſophe, un Citoyen & un Hermite, ſur la maniere de prolonger la vie & conſerver la ſanté.

L'HERMITE.

COMME il ſe trouve dans les alimens ſolides, & même dans la boiſſon, pluſieurs choſes dignes de notre attention ; ſavoir, leurs qualités naturelles, & celles qu'elles emportent de l'aſſaiſonnement; l'ordre même & le tems dans lequel nous nous en ſervons, ſans parler de la quantité de ces mêmes alimens & de celles de la boiſſon : ce n'eſt pas ſans raiſon qu'on s'eſt aviſé de demander à laquelle de ces choſes on doit avoir le plus d'égard.

Quelques-uns ſe ſont déclarés pour la quantité, ſoutenant qu'elle a en effet beaucoup plus de part que toute autre choſe, à la conſervation de la ſanté, & à l'entretien de la vie.

Le fameux Louis Cornaro, noble Vénitien, eſt de ce ſentiment. Il a traité cette matiere à l'âge de quatre-vingts ans, jouiſſant encore d'une parfaite santé de corps & d'esprit. Ce vénérable vieillard fut attaqué à l'âgede trente-six ans, d'une maladie si violente qu'il en pensa mourir : il observa toujours depuis ce tems-là de prendre une même quantité d'alimens à chaque repas ; & quoiqu'il n'ait pas été exempt d'une infinité de fatigues, & de mauvaises affaires qui furent cause de la mort de son frere, l'exactitude de son régime le conserva toujours en santé avec une entiere liberté d'esprit. A l'âge de soixante-dix ans un carrosse, dans lequel il voyageoit, versa ; il fut long-tems traîné, & fut blessé à une jambe, à un bras & en plusieurs endroits de la tête. Les médecins en désespérerent, & voulurent employer beaucoup de remedes. Il nous dit dans ſes écrits, qu'aſſuré de l'égalité de ſes humeurs, il ne déſeſpéra jamais de ſa vie ; qu'il rejetta tous les ſecours de la médecine & qu'il fut bientôt guéri. Neuf ans après, ayant preſqu'atteint l'âge de quatre-vingts ans, ſes amis, & même quelques médecins, le prierent d'ajouter deux onces de nourriture à ce qu'il prenoit ordinairement. Dix ou douze jours après il tomba malade : les médecins en déſeſpérerent, & lui-même appréhenda beaucoup ; cependant il recouvra la ſanté, mais avec aſſez de difficulté. Ce même auteur ajoute qu'étant âgé de quatre-vingt-trois ans, il voyoit & entendoit parfaitement ; que ſa voix étoit encore belle ;

qu'il chantoit quelquefois avec pluſieurs petits-fils qu'il avoit ; qu'il alloit à cheval & marchoit aſſez bien à pied, & qu'à l'exemple d'un ancien, il compoſa une comédie qui eut de l'aplaudiſſement. Ce ſage vieillard a donc cru que l'exacte & petite quantité d'alimens, contribuoit plus que toute autre choſe à conſerver la ſanté ; car il ne parle point du choix des alimens. J'avois coutume, dit-il, de prendre en tout douze onces de nourriture ſolide, y compris la viande & un jaune d'œuf, & quatorze onces de boiſſon. Il eſt fâcheux qu'il ne nous ait pas préciſément marqué s'il prenoit cette quantité une ou deux fois par jour : cependant comme il nous aſſure

qu'il

qu'il mangeoit très-peu, il ſemble que cela doive s'entendre d'une ſeule fois par jour.

Le célebre juriſconſulte Panigarole, qui a vécu plus de ſoixante-dix ans, quoique d'un tempérament très-foible, ne prenoit jamais chaque jour que vingt-huit onces de nourriture, ce qui revient à peu près à la même choſe.

J'ai connu encore fort particuliérement une perſonne qui ne prenoit tous les jours, pour toute nourriture, que trente-ſix onces peſant : il eſt vrai qu'environ tous les quinze jours elle ſe purgeoit avec de la caſſe, ou quelques autres drogues. Elle a vécu plus de quatre-vingt-dix ans ; & moi qui vous parle, voyez qu'elle eſt ma ſanté, quoique je ſois âgé de plus de cent ans. Il ſemble donc que Cornaro ait voulu nous ôter la connoiſſance parfaite de ſon régime, & ſe contenter de nous apprendre qu'il en avoit trouvé un merveilleux, puiſqu'il ne nous a point marqué s'il prenoit cette quantité une ou deux fois par jour, ni même s'il changeoit d'alimens, & qu'il a parlé ſur ce ſujet d'une maniere encore plus obſcure qu'Hypocrate.

Cependant on doit conjecturer qu'il ne prenoit cette quantité de nourriture qu'une fois par jour, & qu'il y apportoit quelque variété, puiſque s'il en prenoit quelquefois d'avantage, il régloit ce qui excédoit ſur le poids d'un raiſin ou d'une figue.

Il y a encore lieu de s'étonner que ſa boiſſon excédât ſes alimens ſolides, d'autant plus que ce qu'il mangeoit n'étoit pas également nourriſſant, puiſqu'il y avoit des jaunes d'œufs & de la viande. En vérité il me paroît plutôt parler en philoſophe qu'en médecin.

Si Cardan avoit lu les quatre Traités de la Sobriété que nous rapportons, il auroit jugé plus ſainement des écrits de Cornaro.

Qui abſtinens eſt, adjiciet vitam. Eccl.

L'abſtinence prolonge les jours.

F I N.

TABLE

I. DISCOURS.

II. DISCOURS.

III. DISCOURS.

IV. DISCOURS.

Fin de la Table.

www.ingramcontent.com/pod-product-compliance
Lightning Source LLC
LaVergne TN
LVHW050413160826
845677LV00002BA/356